R/e/m/e/d/i/a/l/t/h/e/r/a/p/y

리메디얼 테라피
(Remedial Therapy)를 위한

근골격계
진단과 평가

R/e/m/e/d/i/a/l/t/h/e/r/a/p/y

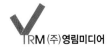
TRM (주)영림미디어

리메디얼 테라피(Remedial Therapy)를 위한 근골격계 진단과 평가

첫째판 1쇄 인쇄 2015. 3. 10
첫째판 1쇄 발행 2015. 3. 16

지　　음 조현준, 최희정, 홍승주, 김샤샤, 박승규, 김성렬
발 행 인 이혜미, 손상훈
편　　집 최서예

발행처 ㈜영림미디어
주소 (121-894) 서울 마포구 서교동 375-32 무해빌딩 2F
전화 (02)6395-0045 / 팩스 (02)6395-0046
등록 제2012-000356호(2012.11.1)

이 도서의 국립중앙도서관 출판예정도서목록(CIP)은 서지정보유통지원시스템
홈페이지(http://seoji.nl.go.kr)와 국가자료공동목록시스템(http://www.nl.go.kr/
kolisnet)에서 이용하실 수 있습니다. (CIP제어번호 : CIP2014036048)

*파본은 교환하여 드립니다.
*검인은 저자와의 합의하에 생략합니다.

ISBN 979-11-85834-12-2(93510)
정가 32,000원

리메디얼 테라피
(Remedial Therapy)를 위한

근골격계
진단과 평가

조현준 / 최희정 / 홍승주
김샤샤 / 박승규 / 김성렬 지음

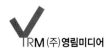
TRM (주)영림미디어

P/r/o/f/i/l/e

조현준

스포츠의학박사 / 한의학박사
現) 경희대학교 대학원 스포츠의.과학 겸임교수
　　차의과학대학교 통합의학대학원 겸임교수
　　국제통합대체의학협회 학술이사
　　한국선수트레이너협회 교육이사
前) Dr.조 재활스포츠의학 클리닉 원장
　　Body Balance Academy 원장

최희정

차의과학대학원 바이오스파 박사과정 / 메디컬스파 디렉터
現) 차의과학대학교 통합의학대학원 메디컬스파학과 겸직교수
　　알롱제 웰니스 & 뷰티 직업전문학교 외래교수
　　차움 메디컬스파(TheraSpa) 디렉터
　　국제통합대체의학협회 분과 위원장
　　서울대학교 웰니스 & 뷰티 연구회 운영위원장

홍승주

現) 바로정형외과 도수치료 실장
　　국제 HRD 평생교육원 운동처방사 국비 교육 강사
　　동그라미 산후조리원 체형관리 교육 강사
　　카르페 디엠(Carpe diem) 휘트니스 수유점 자문위원
　　미국 뉴욕주 물리치료사(R.P.T) 면허증 취득
前) 신촌 세브란스 재활병원 물리치료사
　　(주)호텔신라 휘트니스 재활팀장

김샤샤

現) 알롱제실용전문학교 학장
　　국내 미용학 박사 국내 1호
　　아시아 태평양 메디컬스파 협회 공동회장
　　국내 · 외 호텔, 리조트 스파 컨설팅[Human Resource Management]
　　'Sha Sha Kim's Cosmetic Brand' 출시
　　세계보디빌딩 챔피언쉽 대회WBFF 심사위원

박승규

대구대학교 재활과학대학원 물리치료학 석사
전남대학교 체육학(운동역학) 박사
광주 동신대 한방병원 등 임상 17년 근무
現) 전국물리치료학과교수협의회 회장
　　대한물리치료학회 회장
　　대한심장호흡물리치료학회 이사장
　　세한대학교 물리치료학과 부교수

김성렬

물리치료학 전공 /이학박사
Reflex Balance Therapy(근골격계통증 패턴치료법) 창안자
대한물리치료사협회 보수교육강사
現) 경남대학교 물리치료학과 교수/학과장
　　동서물리치료학회 학회장
　　대한기능해부운동학회 부회장
前) 경희대학교병원 동서협진센터 근무

리메디얼 테라피(Remedial Therapy)는 호주에서 의료보험 수급 혜택을 받을 수 있는 치료 분야로 근골격계 통증으로 시달리는 많은 사람들로 부터 관심과 사랑을 받고 있는 테라피(Therapy)이다.

리메디얼 테라피(Remedial Therapy)의 리메디얼(Remedial)은 '치료적인'이란 뜻으로 각종 부위의 근육의 뭉침과 건, 인대 등의 문제점을 해결하고 질병에 인해 발병되는 각종 통증을 개선하는 테라피(Therapy)로 통증완화에 탁월한 효과를 보이는데, 특히 오십견, 디스크, 두통, 변비, 불면증, 요통, 무릎 통증 등에 큰 효과를 나타낸다.

리메디얼 테라피(Remedial Therapy)는 근골격계 통증 부위 원인을 진단하는데 있어 해부학, 생리학, 병리학적 내용에 근거하여, 문진, 시진, 촉진 및 근육검사를 통하여 근골격계 질환의 원인을 찾아내기 위해 다양한 진단 방법을 동원한다.

하지만 지금까지 이러한 리메디얼 테라피(Remedial Therapy)를 위한 근골격계 질환의 원인을 찾아내기 위한 여러 가지 방법론적 내용들이 하나로 정리된 교재가 만들어져있지 않아 리메디얼 테라피(Remedial Therapy)를 공부하는 사람들에게 많은 어려움이 있었다. 또한 체형분석을 기준으로 한 근골격계 진단 평가 방법은 리메디얼 테라피(Remedial Therapy)를 공부하는 사람들 뿐만 아니라 움직임의 치유에 관한 임상가(물리치료사, 트레이너, 스파테라피스트 등)들에게도 매우 중요한 기초학문임에 틀림이 없다.

이에 이번 출간 하게 된『리메디얼 테라피(Remedial Therapy)를 위한 근골격계 진단과 평가』책은 체형분석을 기준으로 하여 기본적인 근골격에 대한 해부학적 내용과 함께 정확한 근골격계 질환 진단 시 필요한 문진(Case History), 시진(Inspection), 근육평가(MMT & Orthopedic Test), 촉진(Palpation), X-Ray 분석 방법을 기술하였으며, 앞에서 말한바와 같이 이 책이 움직임의 치유에 관한 많은 임상가들에게 근골격계 진단에 대한 답답함을 해결해줄 수 있는 황금열쇠가 되었으면 하는 바램이다.

저자 일동

Part 1
인체의 구조와 움직임(Structure & Movement of Human)

Part 2
근육학(Myology)

Part 3
근골격계 진단과 평가(Diagnosis & Evaluation of Musculoskeletal System)

PART 01

인체의 구조와 흡입

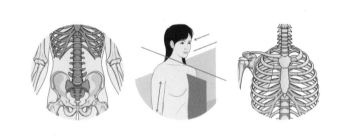

인체의 구조와 움직임(Structure & Movement of Human)

인체의 구조적 구조와 기능, 움직임에 대한 기초지식과 표면해부학적 이해를 위해 해부학적 자세, 뼈 해부학, 관절의 구조와 종류, 해부학적 기준점 및 관절 운동 용어 등이 다음과 같이 기술된다.

CHAPTER 01
해부학 기초(Anatomical Orientation)

1. 해부학적 자세(Anatomical Position)

해부학적 자세란 인체의 가장 기본적인 자세로 인체면의 모든 방향과 위치의 기준이 되는데 이 자세는 팔을 몸 옆에 붙이고 시선은 수평으로 정면을 바라보며 발가락과 손바닥은 얼굴과 같은 방향으로 하고 몸을 똑바로 세운 자세를 말한다.

1) 인체의 면(Planes of the Body)

신체면(Body Planes)	정의(Definition)
이마면, 관상면 (Frontal Plane), (Coronal Plane)	인체의 한쪽 측면에서 반대측 측면까지 수직으로 통과하여 앞뒤로 나누는 수직 평면을 말한다.
시상면(Sagittal Plane) 정중면(Median)	인체를 앞에서부터 뒤까지 수직으로 통과하는 면이다. 인체를 좌우로 균등하게 나누는 면을 말한다.
가로면 (Transverse Plane)	지면과 평행하게 수평으로 통과 면을 의미한다.

2) 해부학적 방향(Anatomical Directions)

해부학적 방향(Anatomical Directions)	정의(Definition)
앞(Anterior)	신체 앞쪽
뒤(Posterior)	신체 뒤쪽
위(Superior)	구조의 위쪽
아래(Inferior)	구조의 아래쪽
안쪽(Medial)	중심선과 가까워지는 방향
가쪽(Lateral)	중심선과 멀어지는 방향
몸쪽(Proximal)	몸통과 가까운 방향
먼쪽(Distal)	몸통에서 멀어짐
얕은(Superficial)	신체 표면
깊은(Deep)	신체 깊은 면
바깥쪽(External)	신체 표면과 가깝게 위치함
속(Internal)	신체 표면과 멀리 위치함
바로 누움(Supine)	등을 바닥에 대고 누움
엎드림(Prone)	배를 바닥에 대고 누움

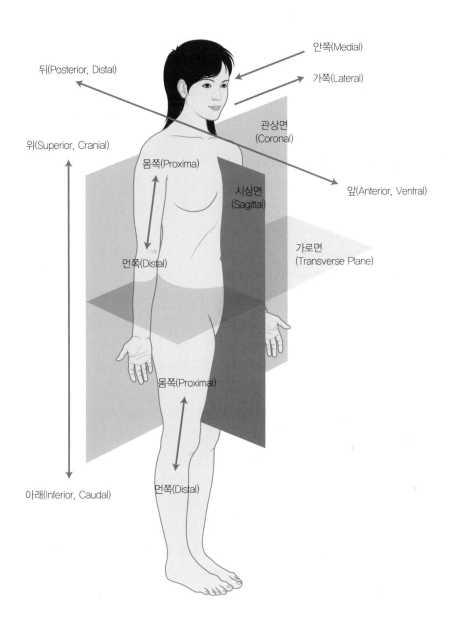

그림 1. 인체의 면과 해부학적 방향

2. 뼈 해부학(Bone Anatomy)

유아기 때 약 350여 개의 뼈를 가지고 있지만 봉합, 퇴화 등의 생리현상을 겪고 성년이 되면서 206개로 줄어든다. 이 뼈들은 제각기 흩어져 있는 것이 아니고 서로 연결되어 하나의 계통(System)을 이루고 있기 때문에 이를 골격계라고 한다. 골격은 인체에서 근육과 같은 연한조직(Soft Tissue)들을 제거하면 남는 부분이라는 뜻이다.

1) 사람뼈대(Human Skeleton)
(1) 몸통 뼈대 앞 뒷면(Skeleton Anterior, Skeleton Posterior)

1. 머리뼈(Skull)
2. 아래턱뼈(Mandible)
3. 목뼈(7개)(Cervical Vertebrae)
4. 빗장뼈(Clavicle)
5. 복장뼈(Sternum)
6. 어깨뼈(Scapula)
7. 갈비뼈(Ribs)
8. 위팔뼈(Humerus)
9. 등뼈(12개)(Thoracic Vertebrae)
10. 허리뼈(5개)(Lumbar Vertebrae)
11. 노뼈(Radius)
12. 자뼈(Ulna)
13. 엉덩뼈(Ilium)
14. 엉치뼈(Sacrum)
15. 꼬리뼈(Coccyx)
16. 손목뼈(Carpals)
17. 손허리뼈(Metacarpals)
18. 손가락뼈(Phalanges of Fingers)
19. 넙다리뼈(Femur)
20. 무릎뼈(Patella)
21. 종아리뼈(Fibula)
22. 정강뼈(Tibia)
23. 발목뼈(Tarsals)
24. 발허리뼈(Metatarsals)
25. 발가락뼈(Phalanges of Toes)

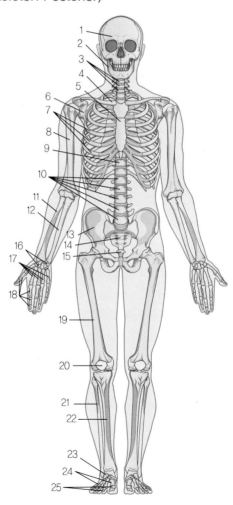

그림 2. 몸통뼈대의 앞면

1. 머리뼈(Skull)
2. 아래턱뼈(Mandible)
3. 목뼈(7개)(Cervical Vertebrae)
4. 빗장뼈(Clavicle)
5. 복장뼈(Sternum)
6. 어깨뼈(Scapula)
7. 갈비뼈(Ribs)
8. 위팔뼈(Humerus)
9. 등뼈(12개)(Thoracic Vertebrae)
10. 허리뼈(5개)(Lumbar Vertebrae)
11. 노뼈(Radius)
12. 자뼈(Ulna)
13. 엉덩뼈(Ilium)
14. 엉치뼈(Sacrum)
15. 꼬리뼈(Coccyx)
16. 손목뼈(Carpals)
17. 손허리뼈(Metacarpals)
18. 손가락뼈(Phalanges of Fingers)
19. 넙다리뼈(Femur)
20. 무릎뼈(Patella)
21. 종아리뼈(Fibula)
22. 정강뼈(Tibia)
23. 발목뼈(Tarsals)
24. 발허리뼈(Metatarsals)
25. 발가락뼈(Phalanges of Toes)

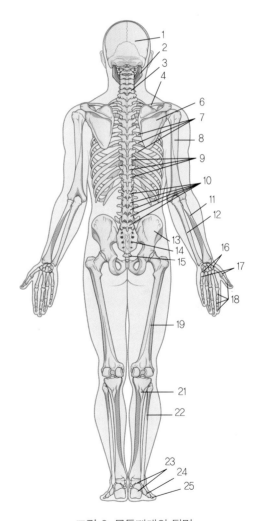

그림 3. 몸통뼈대의 뒷면

(2) 등골뼈(Vertebral Column)

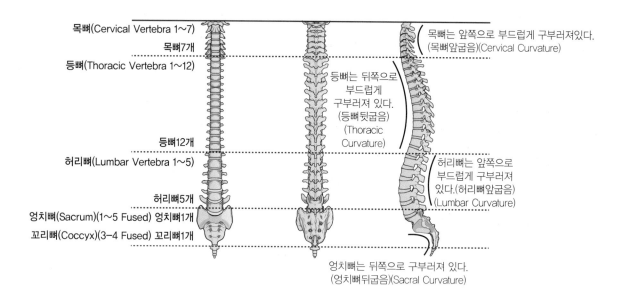

목뼈(Cervical Vertebra 1~7)
목뼈7개
등뼈(Thoracic Vertebra 1~12)

등뼈12개

허리뼈(Lumbar Vertebra 1~5)

허리뼈5개
엉치뼈(Sacrum)(1~5 Fused) 엉치뼈1개
꼬리뼈(Coccyx)(3-4 Fused) 꼬리뼈1개

목뼈는 앞쪽으로 부드럽게 구부러져있다.
(목뼈앞굽음)(Cervical Curvature)

등뼈는 뒤쪽으로 부드럽게 구부러져 있다.
(등뼈뒷굽음)
(Thoracic Curvature)

허리뼈는 앞쪽으로 부드럽게 구부러져 있다.(허리뼈앞굽음)
(Lumbar Curvature)

엉치뼈는 뒤쪽으로 구부러져 있다.
(엉치뼈뒤굽음)(Sacral Curvature)

그림 4. 등골뼈

(3) 가슴우리(Thoracic Cage)

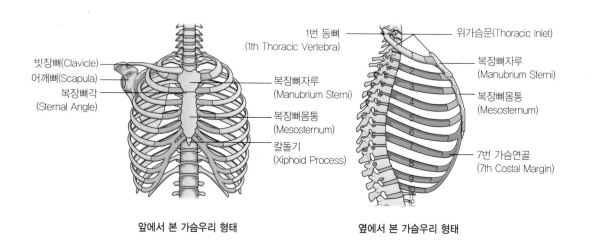

1번 등뼈
(1th Thoracic Vertebra)

위가슴문(Thoracic Inlet)

빗장뼈(Clavicle)
어깨뼈(Scapula)
복장뼈각
(Sternal Angle)

복장뼈자루
(Manubrium Sterni)

복장뼈몸통
(Mesosternum)

칼돌기
(Xiphoid Process)

복장뼈자루
(Manubrium Sterni)

복장뼈몸통
(Mesosternum)

7번 가슴연골
(7th Costal Margin)

앞에서 본 가슴우리 형태   옆에서 본 가슴우리 형태

그림 5. 가슴우리

(4) 어깨뼈(Bones of Shoulder)

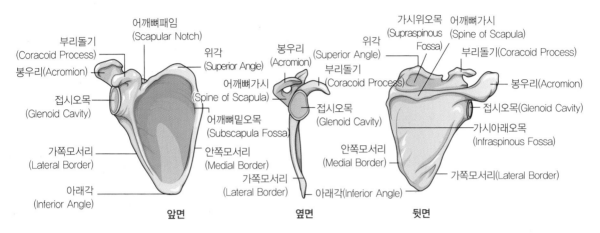

그림 6. 어깨뼈

(5) 골반(Pelvis)

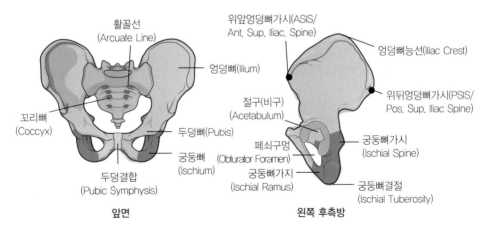

그림 7. 골반

(6) 팔뼈와 다리뼈(Bones of Arm & Leg)

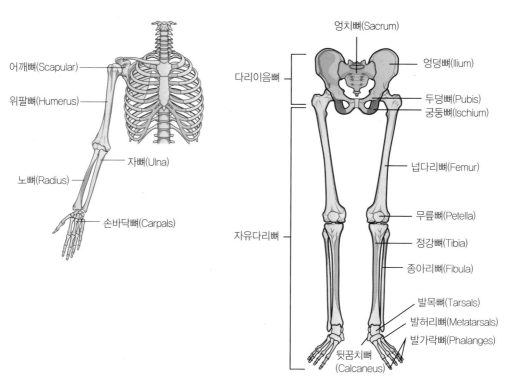

그림 8. 팔뼈(위팔뼈 & 자뼈, 노뼈)   그림 9. 다리뼈(넙다리뼈 & 무릎뼈, 정강뼈, 종아리뼈)

(7) 손뼈와 발뼈(Bones of Hands & Foot)

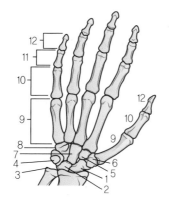

그림 10. 손뼈(손목뼈 & 손가락뼈)

손뼈(Bones of the Hand)

1. 손배뼈(Scaphoid)
2. 반달뼈(Lunate)
3. 세모뼈(Triquetrum)
4. 콩알뼈(Pisiform)
5. 큰마름뼈(Trapezium)
6. 작은마름뼈(Trapezoid)
7. 알머리뼈(Capitate)
8. 갈고리뼈(Hamate)
9. 손허리뼈(Metacarpals)
10. 첫마디뼈(Proximal Phalanges)
11. 중간마디뼈(Middle Phalanges)
12. 끝마디뼈(Distal Phalanges)

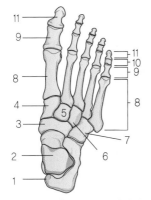

그림 11. 발뼈(발목뼈 & 발가락뼈)

발뼈(Bones of the Foot)
1. 발꿈치뼈(Calcaneus)
2. 목말뼈(Talus)
3. 발배뼈(Navicular)
4. 안쪽쐐기뼈(Medial Cuneiform)
5. 중간쐐기뼈(Intermediate Cuneiform)
6. 가쪽쐐기뼈(Lateral Cuneiform)
7. 입방뼈(Cuboid)
8. 발허리뼈(Metatarsals)
9. 첫마디뼈(Proximal Phalanges)
10. 중간마디뼈(Middle Phalanges)
11. 끝마디뼈(Distal Phalanges)

2) 뼈의 구조(Structure of Bone)

유기질(대부분 콜라겐) 35%, 무기질(칼슘, 인) 45%, 물 20%로 구성되어 있고 인체 조직 가운데 물의 함량이 가장 낮은 조직이다.

(1) 뼈의 기능(Functions of Bone)

① 인체의 근간으로 키가 크거나 작은 것을 결정한다. 뼈의 성장에 관여하는 요인들은 영양분과 체중과 운동으로 인한 적당한 자극이 가장 중요한 요소로 지적된다. 호르몬은 신장에서 분비되는 칼시토닌(Calcitonin), 뇌하수체에서 분비되는 성장호르몬 (GH, Growth Hormone), 부갑상선에서 분비되는 부갑생호르몬(Parathormone), 난소에서 분비되는 에스트로겐(Estrogen), 고환에서 분비되는 안드로겐(Androgen)과 비타민 A, C, D그리고 칼슘, 인과 같은 무기질이다. 뼈의 길이는 골단판(연골)의 분열과 증식에 의하므로 골단판이나 골단선은 골 연령 판정에 중요한 기준이 된다.

② 몸의 형태를 결정한다.

③ 내부기관을 보호한다.

④ 운동의 역할을 한다.

⑤ 저장역할을 한다.

⑥ 조혈작용을 한다.

(2) 뼈의 형태와 구조(Shape & Structure of Bone)

① 형태(Shape) : 뼈는 거시적 형태에 따라 긴뼈, 짧은뼈, 납작뼈, 불규칙뼈, 종자뼈로 분류할 수 있고 조직학적 성숙도에 따라 미성숙뼈와 성숙뼈로 나뉜다.

　㉠ 거시적 형태에 따른 구분

　　· 긴뼈 : 뼈몸통, 뼈끝, 뼈몸통끝의 세 부분으로 나뉜다. 뼈몸통은 긴뼈의 중앙 부위로 해면뼈를 거의 가지지 않는다. 뼈몸통끝은 긴뼈의 끝부분으로 안쪽은 해면뼈로 되어 있고 표면은 얇은 겉질뼈로 덮여 있다.

　　· 짧은뼈 : 손목과 발목에만 존재하며 얇은 겉질뼈가 중심부의 해면뼈를 둘러싼다.

　　· 납작뼈 : 보호하는 기능을 하며 머리뼈가 그 예이다.

　　· 종자뼈 : 힘줄 속에 위치하고 있는 뼈를 말한다.

　㉡ 조직학적 성숙도에 따른 구분

　　· 미성숙뼈 : 교원섬유가 불규칙하게 배열되어 있으며 성숙뼈에 비해 세포의 수가 많고 큰 반면, 무기질의 함량이 적다. 태아에게서 성장판에 의해 처음 만들어지는 뼈이다.

　　· 성숙뼈 : 겉질뼈, 해면뼈, 뼈막, 뼈속막으로 이루어지며 태생 시 뼈가 형성되거나 골절이 치유될 때 미성숙뼈에서 성숙뼈로 대치된다.

② 구조(Structure) : 성숙한 뼈는 겉질뼈(Cortical Bone), 해면뼈(Spongy Bone), 뼈막(Periosteum), 뼈속막(Medullary Membrane) 등의 구조로 이루어진다. 대부분의 뼈는 겉질뼈와 해면뼈 성분을 모두 가지고 있으나 각각의 뼈에 따라 그 구성 비율은 다양하다. 뼈막은 관절면을 제외한 뼈를 둘러싸고 있는 섬유결합조직이며 뼈 속의 골수 공간과 접하는 안쪽면은 뼈속막이라는 얇은 결합조직층으로 덮여 있다. 뼈의 바깥쪽에 존재하는 겉질뼈는 기본적인 뼈의 단위인 하버시안계(Haversian System)로 이루어지며 겉질뼈의 혈액 순환은 이를 통해 이루어진다. 해면뼈는 망상골이라고도 불리며 뼈속 골수공간 내의 지방 조직이나 혈액을 생성하는 조혈 조직 사이에 존재하는 작은 기둥 모양의 뼈잔기둥으로 이루어진다. 해면뼈는 주변 모세 혈관으로부터의 확산을 통해 혈액을 공급받는다.

㉠ 뼈막(Periosteum)은 뼈의 바깥 면을 두껍고 치밀하게 싸고 있는 결합 조직 층이다. 뼈막에는 많은 혈관, 림프관 및 감각신경들이 분포해 있고 뼈에 혈액을 공급하는 혈관이 이 뼈막을 통하고 있다. 골막은 내층, 중간층, 외층으로 구별된다. 내층은 혈관이 풍부하게 분포되어 있으며 골형성층(Osteogenic Layer)이라고 한다. 중간층은 미분화된 뼈조상 세포가 있는 부위이며, 바깥에 해당되는 외층은 섬유층(Fibrous Layer)이라고도 하며 두꺼운 교원질 섬유로 이루어져 있다. 힘줄(건)이나 인대가 뼈막에 부착되는 부위에는 샤피 섬유(Sharpey's Fiber)라고 불리는 강한 섬유 다발이 있는데 이는 힘줄이나 인대를 겉질 뼈와 강하게 연결시켜준다. 또한, 뼈막에는 모세혈관과 신경섬유가 다량으로 분포되어 있다. 뼈막은 뼈를 보호하고 뼈의 성장(굵기)을 관장한다. 골절이 생겼을 경우에는 그 부러진 부분의 사이의 뼈막으로부터 직접 뼈질이 만들어져서 뼈를 유착시키는 작용을 한다. 따라서 골절을 일으켰을 때에는 뼈막의 손상여하에 따라 치유에 큰 관계가 있다.

㉡ 해면뼈(Spongy Bone)는 골질의 방으로 이루어진 조직. 골수로 가득 찬 구멍, 혈관, 신경 등으로 나뉘어 있다. 이 구조는 뼈를 가볍게 한다.

㉢ 하버시안 계(Haversian System) : 치밀골에서 골간을 세로로 뻗는 많은 관. 즉 하버스관을 중심으로 원통모양의 한 층판(하버스층판)으로 구성되어 있다. 하버스관은 지름이 약 20~100μm인 관이며 그것을 중심으로 몇 층에서 20~30층의 하버스층판이 동심원상으로 둘러싸는 구조를형성한다. 층판을 따라 내부에 뼈세포를 받아들이는 뼈세포방(Lacunae) 연속적으로 배열하고 있다. 하버스층판 속의 교원섬유도 하버스관의 축에 대하여 일정한 경사를 가지고 규칙적으로 평행 또한 층상으로 배열하고, 인접한 층판에서는 섬유의 배열이 교대로 거의 직각방향을 이룬다. 하버스관은 이것과 거의 직각방향(긴뼈에서는 뼈의 장축방향)으로 주행하는 볼크만(Volkmann)관과 연결되어 뼈막이

나 골수강을 통하고 있으며 뼈조직에 분포하는 혈관, 신경, 림프관 등의 통로
에 다다르고, 내부의 동맥은 뼈의 대사에 필요한 물질을 운반한다.

ⓒ 골수(Bone Marrow) : 골수는 겉질뼈(피질골)로 둘러싸인 해면뼈조직들 사이
의 조혈공간을 말한다. 적혈구, 백혈구, 혈소판과 같은 혈액세포를 만드는 조
직으로 골수 정맥동 밖에서 조혈이 일어나고 성장하여 성숙된 혈구는 정맥동
안으로 들어가서 말초혈액으로 흘러나가게 된다. 다른 장기와 달리 골수는 구
성하는 세포의 종류도 많고 세포의 배열에 일정한 규칙이 없다. 단, 해면뼈 조
직과 혈관을 골수 구조의 기준으로 삼아 골잔 기둥 주위와 혈관 주위로 위치를
표시한다. 골수의 혈관은 영양동맥, 소동맥, 모세혈관—정맥동, 집합 정맥 등
으로 연결된다. 이러한 혈관들은 단층의 내피세포로 되어 있어 골수의 조혈세
포가 말초혈액으로 나가는 통로가 된다.

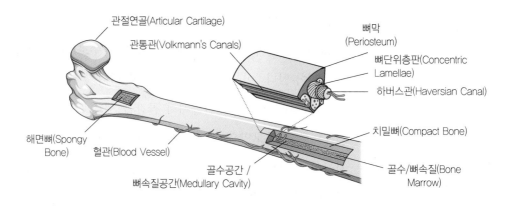

그림 12. 긴뼈의 구조

(3) 뼈의 분류(Classification of Bone)

일반적으로 각각의 뼈를 지칭할 때는 뼈(Bone)라고 한다. 그 골들이 모여 기능적 단위를 형성하고 있는 형태를 골격(Skeleton)이라고 한다. 골격은 체중의 20% 정도 차지하고 뼈(Bone), 연골(Cartilage), 관절(Joint) 및 인대(Ligament)를 총칭한다.

골격 (성인) 206개	주축골격 – 80개(Axial Skeleton)	머리뼈(Skull)	22개
		목뿔뼈(Hyoid Bone)	1개
		귓속뼈(Ear Ossicles)	6개
		등골뼈(Vertebral Column)	26개
		복장뼈(Sterum)	1개
		갈비뼈(Rib)	24개
	부속골격 – 126개(Appendicular Skeleton)	상지뼈(Upper Limb)	64개
		하지뼈(Lower Limb)	62개

몸통뼈대 (80개) Axial Skeleton

머리뼈(Skull)(22)
 뇌머리뼈(Cranial Bones)(8)
  마루뼈(Parietal)(2)
  관자뼈(Temporal)(2)
  이마뼈(Frontal)(1)
  뒤통수뼈(Occipital)(1)
  벌집뼈(Ethmoid)(1)
  나비뼈(Sphenoid)(1)
 얼굴뼈(Facial Bones)(14)
  위턱뼈(Maxilla)(2)
  광대뼈(Zygomatic)(2)
  아래턱뼈(Mandible)(1)
  코뼈(Nasal)(2)
  입천장뼈(Palatine)(2)
  코선반뼈(Inf. Nasal Concha)(2)
  눈물뼈(Lacrimal)(2)
  보습뼈(Vomer)(1)

귓속뼈(Ear Ossicles)(6)
 망치뼈(Maifeus)(2)
 모루뼈(Incus)(2)
 등자뼈(Satapes)(2)
목뿔뼈(Hyoid Bone)(1)
등골뼈(Vetebral Column)(26)
 목뼈(Cervical)(7)
 등뼈(Thoracic)(12)
 허리뼈(Lumbar)(5)
 엉치뼈(Sacrum)(1)
 꼬리뼈(Coccyx)(1)
가슴우리(Thoracic Cage)(25)
 복장뼈(Sternum)(1)
 갈비뼈 (Ribs)(24)

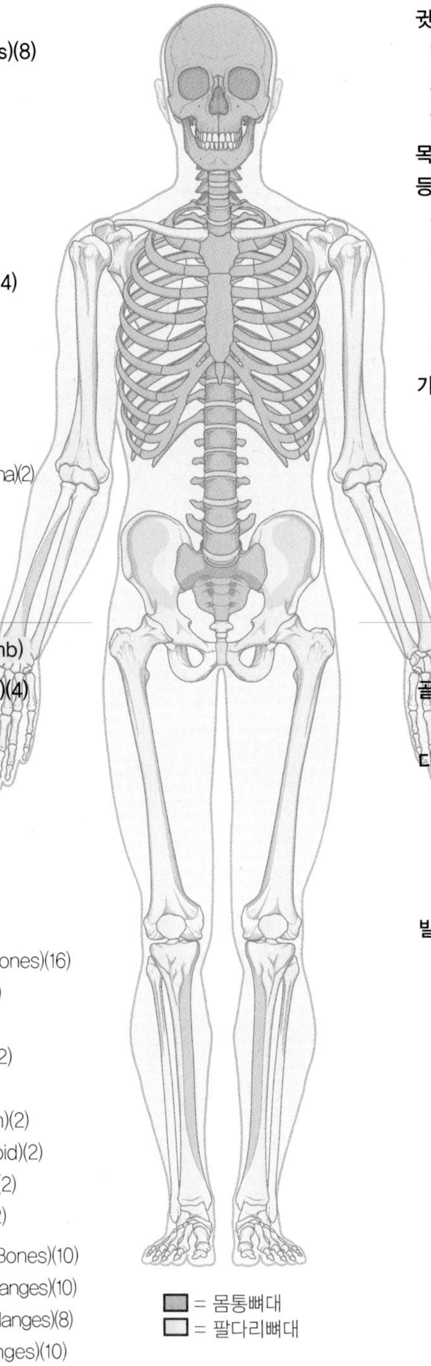

상지(Upper Limb)
어깨띠(Shoulder Girdle)(4)
 빗장뼈(Clacicle)(2)
 어깨뼈(Scapula)(2)
팔(Arm & Forearm)(6)
 위팔뼈(Humerus)(2)
 자뼈(Ulna)(2)
 노뼈(Radius)(2)
손(Hands)(58)
 손목뼈(Wrist(Carpal) Bones)(16)
  손배뼈(Scaphoid)(2)
  반달뼈(Lunate)(2)
  세모뼈(Triquetrum)(2)
  콩알뼈(Pisiform)(2)
  큰마름뼈(Trapezium)(2)
  작음마름뼈(Trapezoid)(2)
  알머리뼈 (Capitate)(2)
  갈고리뼈(Hamate)(2)
 손허리뼈(Metacarpal Bones)(10)
 첫마디뼈(Proximal Phalanges)(10)
 중간마디뼈(Middle Phalanges)(8)
 끝마디뼈(Distal Phalanges)(10)

하지(Lower limb)
골반(Pelvis)(2)
 엉덩뼈(Ilium)(2)
다리(Thigh & Leg)(8)
 넙다리뼈(Femur)(2)
 무릎뼈(Patella)(2)
 정강뼈(Tibia)(2)
 종아리뼈(Fibula)(2)
발(Feet)(56)
 발목뼈(Ankle(Tarsal) Bones)(14)
  발꿈치뼈(Calcaneus)(2)
  목말뼈(Talus)(2)
  발배뼈(Navicular Bone)(2)
  안쪽쐐기뼈
  (Medial cuneiform Bone)(2)
  중간쐐기뼈
  (Intermediate Cuneiform Bone)(2)
  가쪽쐐기뼈(Lateral Cuneiform Bone)(2)
  입방뼈(Cuboid Bone)(2)
 발허리뼈(Metatarsal Bone)(10)
 첫마디뼈(Proximal Phalanges)(10)
 중간마디뼈(Middle Phalanges)(8)
 끝마디뼈(Distal Phalanges)(10)

팔다리뼈대(126개) Appendicular Skeleton

■ = 몸통뼈대
□ = 팔다리뼈대

그림 13. 뼈의 분류

3. 관절(Joint)

관절이란 두개의 뼈가 만나는 지점을 말하는 것으로 손가락이나 팔다리를 자유자재로 움직임이 일어날 수 있게 한다. 운동성 여부에 따라 크게 가동관절과 부동관절로 나뉜다. 가동관절은 신체의 운동 및 움직임을 주관하는 것으로 무릎과 어깨 같은 부위에 작용을 돕는다. 뼈와 뼈 사이가 직접 붙어 있지 않고, 사이에 부드러운 관절액 또는 관절막이 채워져 있어 자유롭게 굽히고 펼 수 있게 한다. 반면, 부동관절은 머리뼈의 봉합 부분이나, 턱뼈 사이처럼 뼈와 뼈 사이가 강한 접착력을 가진 연골로 이어져 움직일 수 없는 부분을 말한다.

1) 관절의 구조(Structure of Joint)

윤활관절에서 양쪽의 뼈는 관절연골로 덮여 있고 그 둘레는 관절 주머니로 싸여 있으며 관절 사이사이 공간(관절안)은 윤활액으로 차 있다. 관절 주머니의 바깥층은 결합조직인 인대로 보강되며, 관절 주머니 안층과 뼈 등 관절내 구조물이 윤활막으로 덮여 있다. 윤활막은 융털을 형성하여 윤활막과 관절면 사이에 유착이 생기는 것을 막고 윤활액을 형성하여, 관절연골면 사이의 마찰 계수를 낮게 유지한다. 윤활막은 1-3mm 두께이며 내층(내막)과 심층(하내막)으로 이루어진다. 정상적인 환경에서는 윤활막 세포들은 분열하지 않으나 외상이나 윤활막 제거술 후에는 재생이 일어날 수 있다. 윤활액은 움직관절 안의 맑고 점성이 있는 액체이다. 윤활액은 윤활막에서 생산되고 관절 안으로 분비된다. 윤활액은 혈장과 윤활막 세포 산물의 여과에 의해 만들어지며 연골 표면의 윤활을 담당하고 낮은 마찰 특성을 유지는 중요한 역할과 연골에 영양소를 전달하는 매개체 역할을 한다. 윤활액은 95%가 수분이며, 혈장과는 달리 윤활액의 점성을 결정짓는 인자인 히알루론산(Hyaluronic Acid)과 루브리신(Lubricin)을 가지고 있다. 윤활액 단백질의 교체는 약 1시간마다 이루어지고 윤활액의 하이알유론산(Hyaluronic Acid)의 교체는 이보다 더 긴 것으로 알려져 있다. 관절 주머니는 촘촘히 정렬된 교원질 섬유들로 이루어지고 일부는 건이나 인대에 의해 강화된다.

2) 관절의 종류(Jiont Classification)

관절을 종류는 크게 윤활관절(Synovial Joints), 섬유관절(Fibrous Joints), 관절연골 (Articular Cartilage) 3가지로 분류할 수 있다.

종류(Classification)	기능(Function)	운동성(Movement)	예시(Examples)
윤활관절 (Synovial Joints)	움직관절	자유롭게 움직임	어깨의 위팔어깨관절 팔꿈치의 위팔자관절 무릎의 정강넙다리관절
섬유관절 (Fibrous Joints)	못움직관절	고정	머리뼈의 봉합 아래다리의 정강종아리뼈 인대결합 치아의 못박이관절
관절연골 (Articular Cartilage)	반움직관절	약간 움직임	등골뼈사이 관절 가슴우리의 갈비연골 이음부 골반의 두덩뼈 결합

(1) 윤활관절(Synovial Joints)

섬유피막으로 경계를 이루는 관절로 내부의 막이 윤활 액체(윤활액)을 분비하여 자유롭게 움직이는 관절

종류(Type)	정의(Definition)	예시(Examples)
평면관절 (Gliding Joint)	관절면이 편명하거나 약간 굽은 것으로 미끄러짐 운동만 일어나는 관절	손목뼈, 발목뼈 사이 어깨봉우리 빗장관절
타원/융기관절 (Ellipsoidal /Condylar Joint)	두 관절면이 타원형의 오목하고 볼록한 면을 갖는 관절(굽힘/폄/벌림/ 모음(또는 척추뼈 가쪽굽힘)	노손목관절
경첩관절 (Hinge Joint)	한 방향으로만 굽힘과 폄 운동을 하는 관절.(굽힘/폄)	팔굽관절
안장관절 (Saddle Joint)	말 안장과 같은 모양으로 넓은 범위운동관절(굽힘/폄/벌림/모음)	엄지의 손목손허리관절
중쇠관절 (Pivot Joint)	중심축에서 한 방향으로만 운동하는 바퀴 모양의 관절(돌림)	고리중쇠관절, 몸쪽노자관절
절구관절 (Ball & Socket Joint)	한쪽 관절면은 절구같고 다른쪽은 공 모양으로 공이 움직이듯 모든 종류의 운동이 일어나는 관절(굽힘/폄/벌림/모음/안쪽돌림/바깥돌림/휘돌림)	위팔어깨관절, 엉덩관절, 복장빗장관절

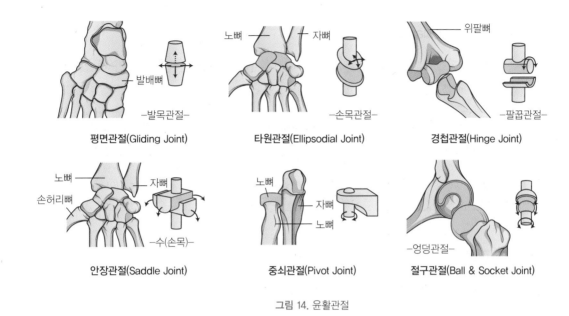

그림 14. 윤활관절

(2) 섬유관절(Fibrous Joints)

뼈 사이를 견고하게 연결하는 관절로써 관절공간이 적고, 콜라겐과 치밀결합조직으로 이루어져 양쪽뼈를 단단하게 붙잡고 있다. 머리뼈의 봉합(두개봉합)과 같은 섬유조직으로 결합하거나, 두 뼈가 섬유조직으로 연결된 인대결합, 또는 치아뿌리와 이틀돌기와 같은 치아확관절 등으로 관절 움직임이 불가능하거나, 약간의 움직임이 있는 관절이다.

종류(Type)	정의(Definition)	예시(Examples)
봉합 (Suture)	두 뼈가 자라서 사이에 아주 얇은 뼈막을 형성하고 있는 곳	머리뼈 봉합
못박이관절 (Gomphosis)	원뿔모양의 뼈가 움푹 들어간 곳에 박혀 있는 곳	위턱뼈와 아래턱뼈에 있는 치아뿌리
인대결합 (Syndesmosis)	뼈 사이에 인대로 연결 되어 있어 약간의 움직임이 일어난 곳	부리빗장관절, 노자관절, 정강종아리관절

(3) 관절연골 (Articular Cartilage)

연골을 사이에 두고 두뼈가 결합되는 관절로써 섬유 관절보다는 움직임이 약간 더 있으며 걷고, 달리고, 뛰고 물건을 들어 올릴 때 주어지는 부하를 흡수한다.

종류(Type)	정의(Definition)	예시(Examples)
유리연골결합 (Synchondrosis)	뼈로 변할 연골로 결합되어 있는 곳	긴뼈의 뼈 몸통과 뼈끝사이, 복장뼈와 갈비뼈연결
섬유연골결합 (Fibrocartilaginous or Symphysis)	뼈 사이에 섬유연골이 있는 형태로 관절 운동은 디스크의 모양이 변할때만 일어남	척추뼈 사이, 엉덩뼈 결합

(4) 기타 관절

윤활주머니(Bursa), 연골(Cartilage), 인대(Ligament), 힘줄(Tendon)

4. 해부학적 기준점에 관한 용어(Landmark Definitions)

기준점(Landmark)	정의(Definitions)	예시
능선(Crest)	낮고 길게 두드러진 부분	엉덩뼈 능선(Iliac Crest)
위관절융기(Epicondyle)	돌출 또는 관절융기 위쪽부위	넙다리 뼈 안쪽 위관절 융기(Medial Femoral Epicondyle)
선(Line)	긴 선 모양의 융기	가자미근 선(Soleal Line of Tibia) 거친선(Lines Aspera)
복사(Malleolus)	뼈 끝부분의 둥근 돌기	가쪽 복사(Lateral Malleolus)
패임(Notch)	뼈 끝부분의 함입	턱뼈패임(Mandibular Notch)
돌기(Process)	두드러진 골절의 돌기	꼭지돌기(Mastoid Process)
융기(Protuberance)	솟아 오른 뼈	바깥뒤통수뼈융기 (External Occipital Protuberance(EOP))
가시(Spine)	날카롭고, 가느다란 돌출부위	어깨뼈가시(Spine of Scapula)
가시돌기(Spinous)	가시모양의 융기	척추가시돌기(Vertebral Spinous Process)
돌기(Trochanter)	넙다리뼈에만 있는 돌기	넙다리뼈의 큰돌기(Greater Tubercle of Femur)
결절(Tubercle)	작고 둥근 돌기	위팔뼈의 큰결절(Greater Tubercle of Humerus)
거친면(Tuberosity)	둥글고 거친 표면을 지닌 융기	궁둥뼈 거친면(Ischial Tuberosity)

틈새(Fissure)	좁고 틈새같은 구멍	눈위확틈새(Superior Orbital Fissure)
구멍(Foramen)	뼈를 관통하는 둥글게 열린 구멍	큰구멍(Foramen Magnum)
고랑(Groove)	좁고 긴 고랑	노신경고랑(Radial / Spiral Groove), 결절사이고랑(Intertubercular Groove)
오목(Fossa)	넓게 패인곳(와)	가시위근오목(Supraspinous Fossa)
굴(Sinus)	뼈 안의 빈 공간	이마굴(Frontal Sinus)
고랑(Sulcus)	혈관, 신경, 힘줄을 수용하는 함몰부, 골짜기	결절사이고랑(Intertubercular Sulcus)
관절융기(Condyle)	관절면 부분에 둥그랗게 튀어나온 부위	넙다리뼈 가쪽관절융기 (Lateral Condyle of Femur)
면(Facet)	편평하거나 작은 관절면	아래 관절면(Inferior Articular Facet)
머리(Head)	뼈의 튀어나온 둥근 관절말단	넙다리뼈 머리(Femoral Head)
가지(Ramus)	길게 늘어난 돌기 부위	아래턱뼈 가지(Ramus of Mandible)

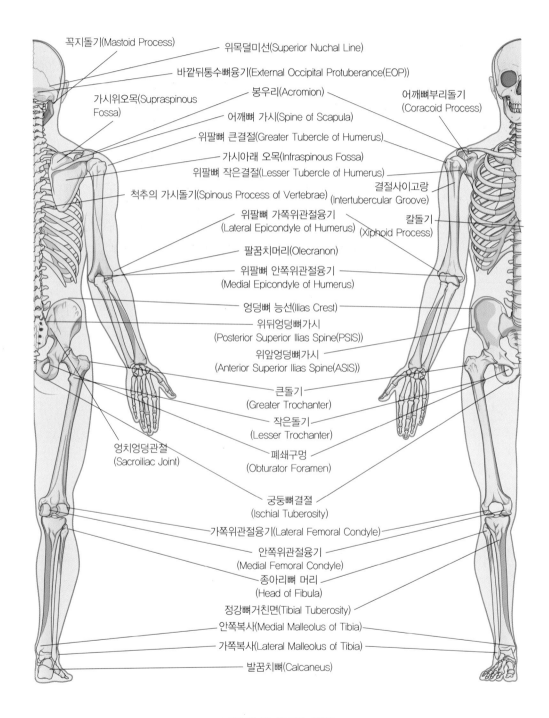

꼭지돌기(Mastoid Process)

위목덜미선(Superior Nuchal Line)

바깥뒤통수뼈융기(External Occipital Protuberance(EOP))

봉우리(Acromion)

가시위오목(Supraspinous Fossa)

어깨뼈 가시(Spine of Scapula)

위팔뼈 큰결절(Greater Tubercle of Humerus)

가시아래 오목(Infraspinous Fossa)

위팔뼈 작은결절(Lesser Tubercle of Humerus)

어깨뼈부리돌기(Coracoid Process)

척추의 가시돌기(Spinous Process of Vertebrae)

결절사이고랑(Intertubercular Groove)

위팔뼈 가쪽위관절융기(Lateral Epicondyle of Humerus)

칼돌기(Xiphoid Process)

팔꿈치머리(Olecranon)

위팔뼈 안쪽위관절융기(Medial Epicondyle of Humerus)

엉덩뼈 능선(Ilias Crest)

위뒤엉덩뼈가시(Posterior Superior Ilias Spine(PSIS))

위앞엉덩뼈가시(Anterior Superior Ilias Spine(ASIS))

큰돌기(Greater Trochanter)

작은돌기(Lesser Trochanter)

엉치엉덩관절(Sacroiliac Joint)

폐쇄구멍(Obturator Foramen)

궁둥뼈결절(Ischial Tuberosity)

가쪽위관절융기(Lateral Femoral Condyle)

안쪽위관절융기(Medial Femoral Condyle)

종아리뼈 머리(Head of Fibula)

정강뼈거친면(Tibial Tuberosity)

안쪽복사(Medial Malleolus of Tibia)

가쪽복사(Lateral Malleolus of Tibia)

발꿈치뼈(Calcaneus)

그림 15. 뼈 해부학 기준점

5. 관절운동 용어(Joint Movement)

1) 각운동(Angular Movement)

움직임(Movement)	정의(Definitions) 해부학적 자세 기준
굽힘(굴곡, Flexion)	관절에서 연결된 부분이 가까워지도록 관절 각도를 줄이는 움직임
폄(신전, Extension)	굽힘의 반대작용으로 관절각도가 증가 되도록 움직임 *과다 젖힘(Hyperextension)은 정상 폄보다 더 젖혀짐
가쪽굽힘(측굴, Lateral Flexion)	한쪽으로 구부리거나 휘게 움직임
벌림(외전, Abduction)	신체의 일부가 정중면으로부터 벗어나는 방향(가쪽방향)으로 움직임
모음(내전, Adduction)	신체의 일부가 몸의 중앙면으로 향하는 움직임
휘돌림(회선, Circumduction)	관절을 향해 있는 뼈의 축을 회전시키는 움직임

움직임(Movement) 예시

굽힘 / 폄 (Flexion / Extension)

몸통
폄(Extension) 굽힘(Flexion)

어깨관절 / 팔꿉관절
어깨관절 굽힘 (Shoulder Flexion)
굽힘(Flexion)
폄(Extension)

무릎관절
굽힘(Flexion)
폄(Extension)

굽힘 / 폄 (Flexion / Extension)   가쪽굽힘 (Lateral Flexion)

손목 / 손가락 / 발목
굽힘(Flexion)
폄(Extension)
굽힘(Flexion) 폄(Extension)
발등굽힘(Dorsiflexion)
발바닥굽힘 (Plantar Flexion)

몸통
왼쪽 옆굽힘 (Left Lateral Flexion)
오른쪽 옆굽힘 (Right Lateral Flexion)

벌림 / 모음(Abduction / Adduction)

어깨관절	엉덩관절	손목	발가락 / 손가락

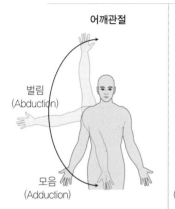

벌림
(Abduction)

모음
(Adduction)

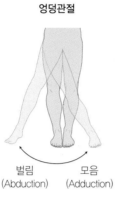

벌림
(Abduction)
모음
(Adduction)

벌림 / 노쪽굽힘
(Abduction or
Radial Flexion)

모음 / 자쪽 굽힘
(Adduction or
Ulnar Flexion)

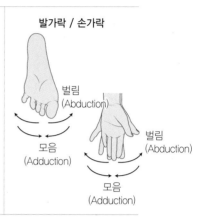

벌림
(Abduction)

모음
(Adduction)

벌림
(Abduction)

모음
(Adduction)

휘돌림(Circumduction)

어깨관절	엉덩관절	몸통

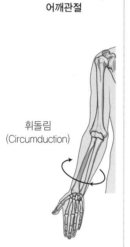

휘돌림
(Circumduction)

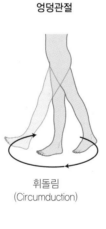

휘돌림
(Circumduction)

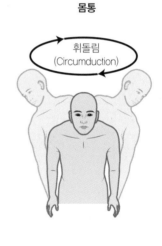

휘돌림
(Circumduction)

2) 돌림운동(Rotation Movement)

움직임(Movement)	정의(Definitions) 해부학적 자세 기준
돌림(회전, Rotation)	신체의 일부가 자신의 축 주위로 몸을 움직임(방향전환)
안쪽돌림(내회전, Internal Rotation)	사지가 중심선을 향해 도는 움직임
바깥돌림(외회전, External Rotation)	사지가 중심선과 멀어지게 도는 움직임

움직임(Movement) 예시
돌림(Rotation)

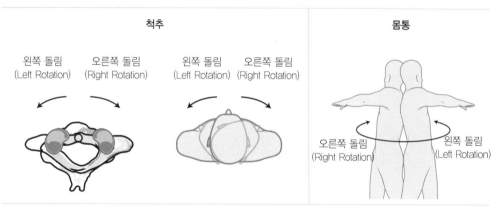

안쪽돌림 / 바깥돌림(Internal Rotation / External Rotation)

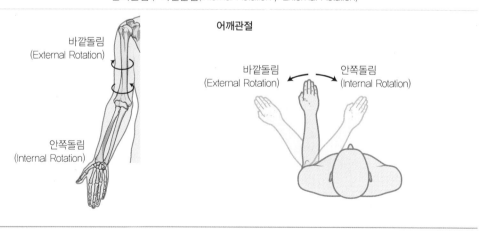

엉덩관절

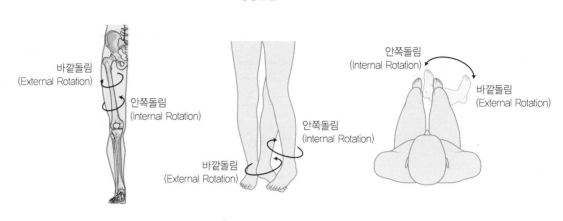

무릎관절

안쪽돌림
(Internal Rotation)

바깥돌림
(External Rotation)

위쪽돌림 / 아래쪽돌림(Upward Rotation / Downward Rotation)

어깨뼈

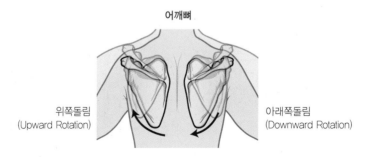

위쪽돌림
(Upward Rotation)

아래쪽돌림
(Downward Rotation)

3) 특수운동(Special Movement)

움직임(Movement)	정의(Definitions) 해부학적 자세 기준
안쪽번짐(내번, Inversion)	발바닥이 안쪽을 향하게 움직임
가쪽번짐(외번, Eversion)	발바닥이 가쪽을 향하게 움직임
발등굽힘(배측굴곡, Dorsiflexion)	발을 발등쪽으로 움직임
발바닥굽힘(저측굴곡, Plantar Flexion)	발을 바닥쪽으로 움직임
엎침(회내, Pronation)	손바닥이 바닥으로 보이게 아래팔을 움직임
뒤침(회외, Supination)	손바닥이 위로 보이게 아래팔을 움직임
노쪽굽힘(요측굴곡, Radial Flexion)	손목을 중심선에서 멀어지게 움직임
자쪽굽힘(척측굴곡, Ulnar Flexion)	손목을 중심선과 가까워지게 움직임
올림(거상, Elevation)	신체의 일부분을 들어 올리는 움직임
내림(하강, Depression)	올림의 반대운동
내밈(전인, Protraction)	평면에서 몸의 일부를 앞쪽으로 움직임
들임(후인, Retraction)	내밈의 반대로 뒤로 당기는 움직임
맞섬(대립, Opposition)	엄지손가락으로 다른 손가락을 끝을 만짐
앞 기울임(전방경사, Anterior Tilt)	엉덩관절이 중립에서 앞쪽으로 굽힘
뒤 기울임(후방경사, Posterior Tilt)	엉덩관절이 중립에서 뒤쪽으로 폄

움직임(Movement) 예시	
특수운동	
안쪽번짐 / 가쪽번짐(Inversion / Eversion)	발등굽힘 / 발바닥굽힘(Dorsiflexion / Plantar Flexion)
발목	발등

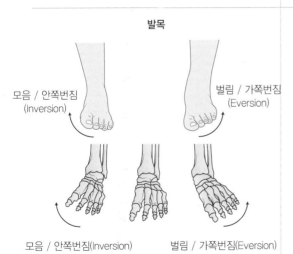

모음 / 안쪽번짐
(Inversion)

벌림 / 가쪽번짐
(Eversion)

모음 / 안쪽번짐(Inversion)   벌림 / 가쪽번짐(Eversion)

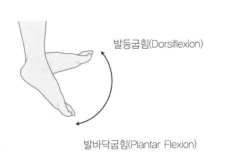

발등굽힘(Dorsiflexion)

발바닥굽힘(Plantar Flexion)

뒤침 / 엎침(Supination / Pronation)

아래팔

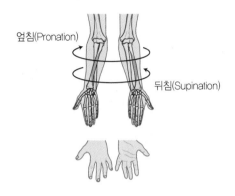

올림 / 내림(Elevation / Depression)

턱관절 / 어깨뼈

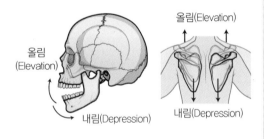

내밈 / 들임(Protraction / Retraction)

턱관절 / 어깨뼈

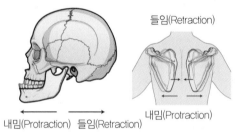

엄지

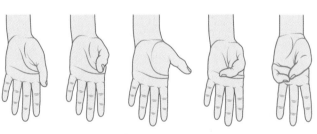

모음(Adduction)   벌림(Abduction)   폄(Extension)   굽힘(Flexion)   맞섬(Opposition)

앞기울림 / 뒤기울림(Anterior Tilt / Posterior Tilt)

골반

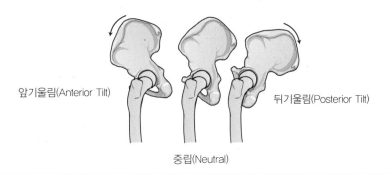

앞기울림(Anterior Tilt)   뒤기울림(Posterior Tilt)

중립(Neutral)

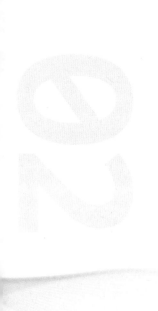

PART 02.

근육학

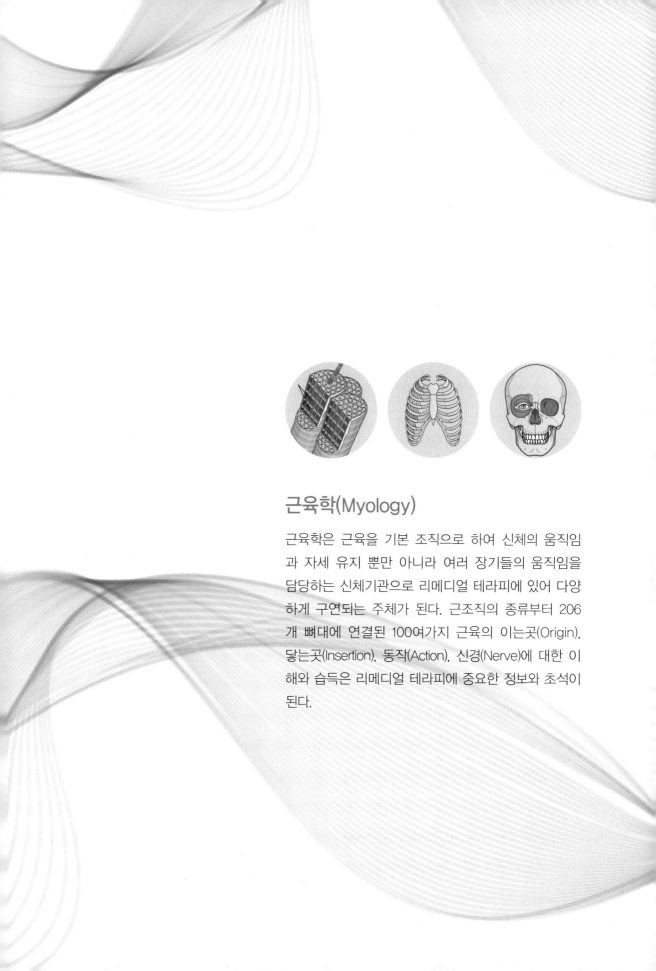

근육학(Myology)

근육학은 근육을 기본 조직으로 하여 신체의 움직임과 자세 유지 뿐만 아니라 여러 장기들의 움직임을 담당하는 신체기관으로 리메디얼 테라피에 있어 다양하게 구연되는 주체가 된다. 근조직의 종류부터 206개 뼈대에 연결된 100여가지 근육의 이는곳(Origin), 닿는곳(Insertion), 동작(Action), 신경(Nerve)에 대한 이해와 습득은 리메디얼 테라피에 중요한 정보와 초석이 된다.

CHAPTER 01
근육계(Muscle System)

1. 뼈대 근육조직의 해부학
(Anatomy of Skeletal Muscle Tissue)

인간은 많고 복잡한 부속품으로 이루어져 있다. 두뇌와 척수(중추신경), 말초신경(뇌신경, 자율신경), 근골격계 뼈, 관절, 인대, 근육(힘살), 건(힘줄), 심장혈관계(순환기계), 호흡기계, 소화기계, 비뇨기계, 생식기계, 내분비계, 외피계 등이 있다. "인간은 사고하고 행동하는 동물이다."라고 정의할 때 사고(생각)를 담당하는 것은 두뇌이다. 생각의 결과 두뇌에서 내려진 행동지침을 전달하는 통로가 말초신경이며 그 명령대로 동작과 행동을 취하는 뼈대 근육의 몫이다.

인체 근육계의 기본적인 임무는 뼈를 움직여서 인체의 운동을 일으키는 것이고 부수적으로 인체의 모양과 윤곽을 형성하는데 기여한다. 근조직은 전체 체중의 40~50%를 차지하며 여성보다 남성의 경우 그 비율이 높고 인체에서 가장 큰 부피를 차지하는 기관이다. 근육의 수는 약 620여개로 사람마다 근육의 수는 차이가 난다.

근육의 최소 구성단위인 근육섬유(Muscle Fiber)는 근육섬유막(Endomysium)에 의해 둘러싸이고 이것들이 모인 섬유 다발은 다시 근육다발막(Perimysium)에 둘러싸여 하나의 속을 이루며 속은 다시 다발을 형성해서 근육이 되는데 근육은 다시 주로 섬유성인 근육 바깥막(Epimysium)에 의해 둘러싸인다. 큰 혈관과 신경은 근육바깥막에 분포하고, 모세혈관과 신경섬유 끝은 각각의 근섬유와 신경경로를 따라 근육섬유막 안에 싸여 있다. 그리고 근육섬유막은 근육에 연결된 힘줄부터 뼈까지 근육전체를 감싸고 있다. 근육과 뼈의 근육힘줄 이음(Musculotedinous Junction)은 힘줄(Tendon)로 연결되어 있으며, 힘줄사이의 근육 부분은 근육힘살(Muscle Belly) 또는 근육배라고 한다.

좀 더 상세하게 근육섬유를 살펴보면, 섬유전체는 가로무늬근형질막(Sarcolemma)으로 싸여 있고, 섬유 속 주위의 근육세포의 세포질에는 근육세포질(Sarcoplasm)이라고 불리는 젤라틴 물질로 채워져 있다. 근육섬유 내에서 중요한 구조는 여러 개의 핵과 특수한 수축성 단백질의 근육원섬유(Myofibrils)가 있다. 근육원섬유는 뼈대 근육조직에서 곧은 모양이며, 두 종류의 줄무늬인 잔섬유를 가지고 있다.

근육원섬유의 구성은 가는근육잔섬유(Thin Filaments)인 액틴(Actin)과 굵은근육잔섬유(Thick Filaments)인 마이오신(Myosin)으로 서로 겹쳐져 있어 근육원섬유마디(Sarcomere)라고 불기는 근육섬유의 기능적 단위의 경계이다. 근육원섬유마디는 근수축을 만들어 근육원섬유마디를 짧게 만들기 때문에 근육섬유의 기능적 단위로 간주된다.

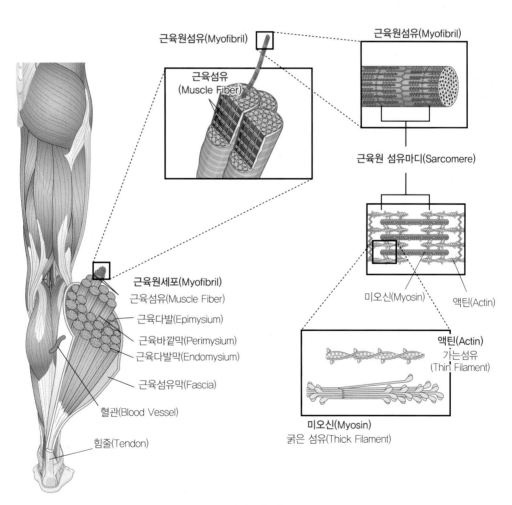

그림 16. 뼈대근육의 구조

2. 근조직의 종류(Type of Muscle Tissue)

1) 기능적 분류

근육의 일반적인 기능은 수의근의 기능과 불수의근의 기능, 두 가지로 나눌 수 있는데 우리가 흔히 근육의 작용이라 일컫는 것은 수의근 기능을 의미한다.

(1) 수의근(Voluntary Muscle)의 기능

수의근의 기능은 자세 유지, 열 생산, 신체의 각종 움직임 등을 들 수 있다.

① 자세유지 : 부분적인 근육을 계속 수축시킴으로써 서거나 앉거나 그 이외에 신체의 각종 자세와 운동의 모형을 형성할 수 있다.

② 열 생산 : 근세포들은 분해작용을 통해서 열을 생산하는데 골격근의 세포들은 높은 활동력을 가지고 있기 때문에 체열생산의 큰 몫을 차지하고 있다.

③ 신체의 운동 : 수의근은 근섬유의 수축을 통해서 신체 혹은 신체의 부분을 움직이게할 뿐만 아니라 호흡 운동을 일으키고 감정의 표현을 할 수 있다.

(2) 불수의근(Involuntary Muscle)의 기능

① 물질의 촉진 : 내장근(민무늬근)들은 그 기관 속에 물질을 나른다. 예를 들면 소화관 내의 음식물이 내장근의 수축에 의해 앞으로 촉진되며 혈관내의 혈액이 흐르는 일 등에서 볼 수 있다.

② 물질의 배출 : 신장이나 방광에서의 배뇨와 직장에서의 배변처럼 불필요한 물질을 배설한다.

③ 입구 크기의 조절 : 눈의 동공 조절, 방광의 목, 항문의 조임근에서처럼 필요에 따라 출입구의 크기를 조절해서 물질의 출입에 적합하도록 한다.

형태(Type)	위치(Position)	수축(Contraction)	근세포(M. Cell)
가로무늬근(Striated Muscle)	골격근	수의근	근원통형(Long Cylinder)
가로무늬근+민무늬근	심장근	불수의근	짧은가지형(Short Branch)
민무늬근(Smooth Muscle)	내장근	불수의근	방추형(Spindle)

2) 조직적 분류

근세포는 긴 구조로 원형질 안에 많은 원섬유를 포함하고 있어 이것을 근섬유라고 하여 근조직을 신경자극에 의해 수축과 이완을 할 수 있는 특수한 성질을 지닌 구조물로서 그 구조와 섬유 배열에 따라 골격근(Skeletal Muscle), 심장근(Cardiac Muscle), 내장근 (Visceral Muscle)등으로 분류된다.

뼈에 붙어 있는 골격근은 사지나 구간부, 안면 등에 있으며 중추신경의 의사(Will)의 지배 하에 있어 수의근이라고 하며 섬유에 검은색의 가로줄 무늬가 있어 형태상 가로무늬근으 로 분류된다.

심장근도 역시 가로무늬근이지만 골격근만큼 무늬가 뚜렷하지 않다. 그러나 심장근이나 내장근은 의사의 지배를 받지 않기 때문에 불수의근으로 분류되지만 내장근의 가로줄무 늬가 없는 민무늬근이다.

이 세 가지 근육은 정도의 차이는 있지만 모두 수축과 이완이라는 기능을 가지고 있다. 골격근은 한 뼈에서 관절을 지나 다른 뼈에 부착되어 있으며 근 수축에 의해 관절의 움직 임을 일으키고 심장근이나 내장근은 대부분 와동(Cavity)의 벽이나 관을 형성하고 있으 며 수축에 의해 그 내경을 좁힘으로써 내용물을 압착시키거나 배출시킨다.

(1) 민무늬근(Smooth Muscle)

민무늬근은 심장을 제외한 체내 모든 장기의 벽을 형성하고 있는 근육이다. 따라서 내장 근이라고도 한다. 뼈대근육과 달리 근섬유에 가로줄무늬가 없어 무 가로무늬근이라고도 한다. 이 근육은 자율신경의 지배를 받는 불수의근(Involuntary Muscle)이다. 뇌 안에 있는 내장 운동 중추(Visceral Motor Center)의 지배하에 놓여 있다. 대부분의 민무늬 근은 소화기뿐만 아니라 비뇨기 등 체내 대부분의 장기의 벽으로 위의 유문부분의 조임근

(Sphincter Muscle)과 같이 다수의 불수의적인 조임근을 내포하고 있으며 수축과 이완을 리드미컬한 파도와 같은 형태로 연동운동(Peristaltic Movement)을 한다. 민무늬근은 골격근과 달리 수축상태를 오랫동안 유지할 수 있는데 이런 내장근의 기능이 좋은 상태를 유지하는데 중요한 역할을 한다. 유연성이 뛰어나 내용물이 증가할 때는 본인의 생각보다 훨씬 더 팽창하며 내용물이 없을 때는 축소시킬 수 있다.

(2) 심장근(Cardiac Muscle)

심장근은 심장의 벽에서만 볼 수 있는 근육으로서 그 구조나 성질이 골격근과 내장근의 중간쯤이라고 볼 수 있다. 형태상으로 볼 때 골격근과 같이 가로무늬근이나 가로줄무늬가 선명하지는 않다. 신경지배를 보면 민무늬근과 같이 자율신경의 지배를 받는 불수의근이다.

심장근은 내장근처럼 리드미컬하게 수축을 한다. 이 수축은 분당 75회 정도로 수축과 이완을 반복하며 잠시도 쉬지 않고 평생을 움직인다.

(3) 골격근(Skeletal Muscle)

골격근은 체중의 반을 차지하고 있으며 인체 내에는 골격근수가 약 200쌍이 있다. 그러나 신체운동이나 전반적인 자세에 관여하고 있는 근육은 75쌍 정도이고 나머지는 안면의 표정 및 발성, 연하작용 등의 역할을 한다. 골격근은 가로무늬근이며 중추신경의 의사의 지배를 받는 수의근이다. 그러나 골격근도 같은 동작을 반복하거나 특수한 훈련을 받으면 때로는 반자동적으로 의식이 없이도 움직일 수 있다. 예를 들면 보행시에 처음에는 의식에 의해 걷게 되지만 한참 걷다보면 의식이 사라지고 거의 무의식 상태로 움직여지고 있는 것을 발견할 수 있다.

3) 섬유방향과 근육 이름(Fiber Direction and Naming Muscles)

근육섬유의 다발은 섬유 배열에 따라 평행(Parallel)과 깃털(Pennate)로 구분된다.

(1) 평행배열(Parallel Arrangements)

평행근(Parallel Muscle)은 근육수축에 평행하게 배열되어 있는 것으로 근육이 같은 방향으로 동등하게 짧게 배열되어 있으며 동작은 최대범위로 일으킨다. 이 배열은 방추형, 원형, 삼각형을 포함한다.

① 방추근(Fusiform Muscle) : 방추형섬유(Fusiform Fiber) 배열은 중앙의 두꺼운 배와 가는 끝을 가지며, 근육의 끝이 점점 가늘어져 있고 특정한 뼈 부위에 힘을 생성한다. 근육의 예로 위팔근(Brachialis Muscle)과 위팔 두갈래근(Biceps Brachii Muscle)을 들 수 있다. 위팔 두갈래근은 특히 특정한 부착점과 큰 운동범위를 가지고 있다.

② 둘레근(Circular Muscle) : 고리섬유(Circular Fiber) 배열은 조임근을 형성하기 위해 주위에서 시작한다. 이 근육은 수축과 통로폐쇄 또는 이완과 개방을 위해 설계되었다. 입주변에 있는 입둘레근(Orbicularis Oris Muscle)과 항문에 있는 항문조임근(Anal Sphincter)이 각각 둘레 근육이다. 소화기계통의 입구와 출구의 통과를 조절한다.

③ 세모근(Triangular Muscle) : 세모섬유(Triangular Fiber)배열은 부채꼴 배열로 동작을 다양화하고 복합적인 움직임이 가능하게 한다. 큰가슴근(Pectoralis Major Muscle)과 등세모근(Trapezius Muscle)은 세모근이며, 복합적으로 때로는 반대로 작용한다.

(2) 깃모양 배열(Pennate Arrangements)

깃근(Pannate Muscle)은 짧은 근육섬유로 중앙의 힘줄에서 교차한다. 이 배열은 많은 섬유를 최대화하여 큰 힘을 생산한다.

① 깃근(Bipennate Muscle) : 깃근 섬유(Bipennate Fiber) 배열은 중앙 힘줄의 각각의 면을 따라 비스듬히 배열되어 있어 완전한 깃털의 모습을 하고 있다. 중앙 힘줄이 두 방향에서 당겨지는 것을 가능하게 하여 강력한 근수축을 가진다. 예로 넙다리곧은근(Rectus Femoris Muscle)을 들수 있다.

② 뭇깃근(Multipennate Muscle) : 다수의 힘줄(Multiple Tendon)로 구성되어 근육섬

유들은 힘줄과 연결되어 있고 많은 방향으로 잡아당긴다. 깃근의 세 가지 유형에서 가장 적은 양의 힘을 생산한다. 예로 어깨세모근(Deltoid Muscle)이 어깨의 바깥면을 둘러 싸고 있어 많은 다른 동작들을 수행할 수 있도록 되어 있다.

③ 반깃근(Unipennate Muscle) : 중앙힘줄의 한면에서 비스듬하게 배열되어 있어 깃털의 반쪽처럼 보인다. 한 방향으로 강한 힘이 생산을 가능하게 한다. 예로, 뒤정강근(Tibialis Posterior Muscle)과 넙다리두갈래근(Biceps Femoris Muscle)이 있다.

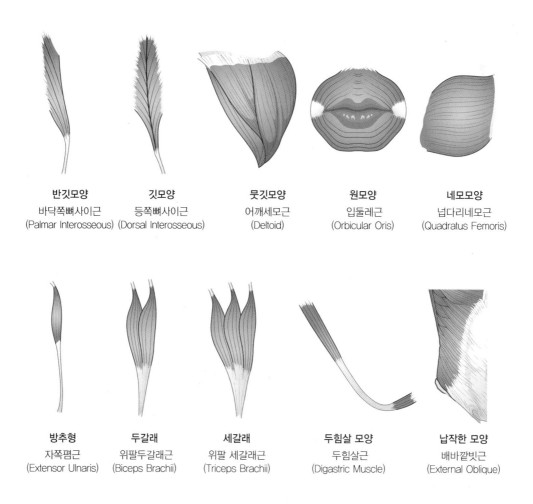

반깃모양	깃모양	뭇깃모양	원모양	네모모양
바닥쪽뼈사이근	등쪽뼈사이근	어깨세모근	입둘레근	넙다리네모근
(Palmar Interosseous)	(Dorsal Interosseous)	(Deltoid)	(Orbicular Oris)	(Quadratus Femoris)

방추형	두갈래	세갈래	두힘살 모양	납작한 모양
자쪽폄근	위팔두갈래근	위팔 세갈래근	두힘살근	배바깥빗근
(Extensor Ulnaris)	(Biceps Brachii)	(Triceps Brachii)	(Digastric Muscle)	(External Oblique)

그림 17. 근육모양

4) 근육 수축의 형태(Types of Muscle Contractions)

근 수축에는 여러가지 형태가 있는데 이는 장력과 길이의 변화에 따라 나뉘어진다.

(1) 등장성 수축(동적 : Isotonic Contraction)

장력이 일정한 관절운동으로, 근의 길이가 변하면서 운동이 발생하는 것이다. 등장성 운동은 근육이 짧아지면서 운동이 발생하는 동심 수축(Concentric Contraction)과 근육이 늘어나면서 운동이 발생하는 폄심 수축(Eccentric Contraction)이 있다.
운동에서는 과부하의 개념과 점진적 저항운동의 개념으로 바벨과 덤벨 등과 같은 웨이트 기구를 당기는 경우 일어난다.(턱걸이, 윗몸일으키기, 팔굽혀펴기 등)

(2) 등척성 수축(정적 : Isometric Contraction)

근육의 길이가 일정한 운동으로, 강한 힘으로 운동할 경우 근육 비대 효과를 기대할 수 있다. 등척성 운동은 근 긴장도는 증가하되 근 길이에는 변함이 없다. 예를 들면 무거운 가방을 손에 들고 있을 때는 팔은 움직이지 않지만 팔의 근육은 수축하고 있는 경우, 또는 움직이지 않는 기구나 물체를 잡아당기거나 미는 경우이다.(매달리기, 벽 밀기 등)

(3) 등속성 수축(정동적 : Isokinetic Contraction)

근육근에 의해 발생한 힘이 물체의 저항력보다 커서 물체가 움직이고 근육의 길이도 변화된 수축 속도가 일정한 수축을 말한다. 재활운동 치료에서 많이 사용되고 있다.

5) 근육의 관계(Relationship of Muscles)

뼈대근육들은 적절한 움직임을 수행하기 위해서 한 근육만 수축하는 것이 아니라 필요한 근육들이 수축과 이완을 동시에 작용하면서 활동한다. 즉, 그들은 종종 쌍으로 작용하거나 대항하는 방식으로 움직임이 일어난다. 이런 근육간의 관계를 작용근(Agonist), 협력근(Synergist), 대항근(Antagonist)로 나눈다.

(1) 작용근(Agonist Muscle)

원하는 움직임을 만들기 위해 수축에 직접적으로 사용되는 근육으로 주작용근(Prime Movers)이라고 부른다. 주로 굽힘이나 모음과 같은 관절을 통해서 움직임을 발생시키며, 기준점(Reference Point)으로써 다른 근육이나 근육군과 관계를 설명하는 역할을 한다. 예를 들어, 어깨 세모근은 어깨 벌림 운동에 작용근이다.

(2) 협동근(Synergist Muscle)

작용근의 작용을 도와주는 근육으로 관절 안정화를 도와 원하지 않는 동작을 막아주는 역할을 한다. 근육은 같은 동작을 하거나 또는 활동을 협력한다. 예를 들어 가시위근은 어깨세모근이 벌림을 할 때 같은 작용으로 짝을 이룬다. 이처럼 근육의 활동의 보조하는 것을 직접적 협력근(Direct Synergists)이라고 하고 반면, 하나 또는 일부에서 보조하는 것을 상대적 협력근(Relative Synergists)이라고 한다.

(3) 대항근(Antagonist Muscle)

반대 동작을 수행하는 근육으로 굽힘과 폄, 모음과 벌림, 그리고 안쪽과 가쪽 돌림을 포함한다. 작용근도 될 수 있고, 대항근도 될 수 있다. 하지만 엉덩근육과 무릎근육은 그렇지 않다. 작용근과 대항근의 관계는 몸에서 움직임의 시작을 조절하고 늦출 뿐만 아니라 자세 균형에 중요한 역할을 한다. 예를 들어 척추세움근(몸통 폄)의 대항근인 배곧은근(몸통 굽힘)에 의해서 균형을 잡아준다.

걷기와 같은 움직임은 엉덩관절의 굽힘과 무릎관절의 폄을 통해 다리를 안쪽으로 내딛으면서, 몸을 앞으로 추진하는데 도움을 준다. 또는 움직임을 느리게 하거나 멈춤을 할 때도 작용을 한다.

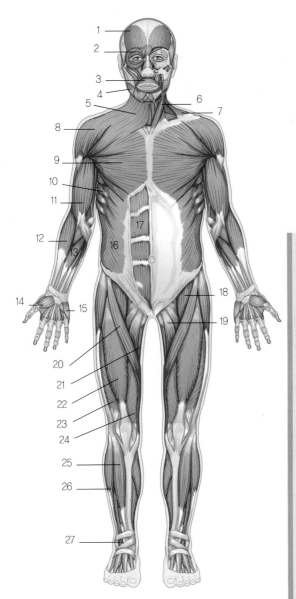

그림 18. 사람 몸의 근육(앞면)

1. 이마근(Frontalis Muscle)

2. 눈둘레근(Orbicularis Oculi Muscle)

3. 입둘레근(Orbicularis Oris Muscle)

4. 깨물근(Masseter Muscle)

5. 넓은목근(Platysma Muscle)

6. 목빗근(Sternocleidomastoid Muscle)

7. 등세모근(Trapezius Muscle)

8. 어깨세모근(Deltoid Muscle)

9. 큰가슴근(Pectoralis Major Muscle)

10. 앞톱니근(Serratus Anterior Muscle)

11. 위팔두갈래근(Biceps Brachii Muscle)

12. 위팔노근(Brachioradialis Muscle)

13. 아래팔굽힘근(Forearm Flexors Muscle)

14. 엄지두덩근(Thenar Muscle)

15. 새끼두덩근(Hypothenar Muscle)

16. 배바깥빗근(External Oblique Muscle)

17. 배곧은근(Rectus Abdominis Muscle)

18. 허리엉치근(Iliopsoas Muscle)

19. 두덩근(Pectineus Muscle)

20. 넙다리빗근(Sartorius Muscle)

21. 두덩정강이근(Gracilis Muscle)

22. 넙다리곧은근(Rectus Femoris Muscle)

23. 가쪽넓은근(Vastus Lateralis Muscle)

24. 안쪽넓은근(Vastus Medialis Muscle)

25. 앞정강근(Tibialis Anterior Muscle)

26. 긴종아리근(Fibularis Longus Muscle)

27. 긴발가락폄근(Extensor Digitorum Longus Muscle)

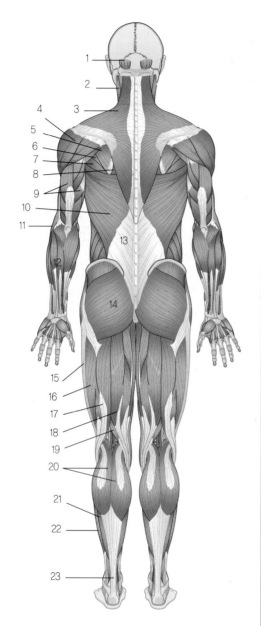

그림 19. 사람 몸의 근육(뒷면)

1. 뒤통수근(Occipitalis Muscle)
2. 목빗근(Sternocleidomastoid Muscle)
3. 등세모근(Trapezius Muscle)
4. 어깨세모근(Deltoid Muscle)
5. 가시아래근(Infraspinatus Muscle)
6. 작은원근(Teres Minor Muscle)
7. 큰원근(Teres Major Muscle)
8. 마름근(Romboid Muscle)
9. 위팔세갈래근(Triceps Brachii Muscle)
10. 넓은등근(Latissimus Dorsi Muscle)
11. 긴노쪽손목폄근(Extensor Carpi Radialis Longus
     Muscle)
12. 아래팔폄근(Forearm Extensor Muscle)
13. 등허리근막(Thoracolumbar Fascia)
14. 큰볼기근(Gluteus Maximus Muscle)
15. 엉덩정강근막띠(Iliotibial Band)
16. 가쪽넓은근(Vastus Lateralis Muscle)
17. 넓다리두갈래근(Biceps Femoris Muscle)
18. 반힘줄모양근(Semitendinous Muscle)
19. 반막모양근(Semimembranous Muscle)
20. 장딴지근(Gastrocnemius Muscle)
21. 가자미근(Soleus Muscle)
22. 긴종아리근(Fibularis Longus Muscle)
23. 발꿈치힘줄(Calcaneal(Achilles) Tendon)

CHAPTER 02
임상근육(Muscle Manual)

1. 얼굴과 목 근육(Facial & Neck)

1) 머리와 얼굴 근육(Muscles of the Head and Face)

뒤통수이마근(후두전두근, Occipitofrontalis)	위 입술콧망울 올림근 (상순비익거, Levator Labii Superioris Alaeque Nasi)
관자근(측두근, Temporalis)	위 입술 올림근(상순거근, Lavator Labii Superioris)
깨물근(교근, Masseter)	큰광대근(대관골근, Zygomaticus Major)
날개근(익상근, Lateral Pterygoid) – 가쪽날개근(외측익상근) – 안쪽날개근(내측익상근)	작은광대근(소관골근, Zygomaticus Minor)
관자마루근(측두두정근, Temporoparietalis)	입꼬리 당김근(소근, Risorius)
귓바퀴근(상전후이개근, Auricularis)	입꼬리 올림근 (구각거근, Levator Anguli Oris)
눈둘레근(안륜근, Orbicularis Oculi)	협근(볼근, Buccinator)
눈썹주름근(추미근, Corrugator Supercilii)	턱끝근(이근, Mentalis)
위눈꺼풀올림근 (안검거근, Levator Palpebrae Superioris)	아랫입술 내림근 (하순하체근, Depressor Labii Inferioris)
눈살근(비근근, Procerus)	입꼬리 내림근(구각하체근, Depressor Anguli Oris)
코근(비근, Nasalis)	

뒤통수이마근(후두전두근, Occipitofrontalis)

주요동작은 이마근이 수축할 수 있게 머리덮개널힘줄을 고정시키는 것이다.
눈썹주름근(Corrugators Supercilii)이 눈확위 신경가지 (Branches of the Supraorbital Nerve)를 압박하여 편두통을 일으킨다.

이는곳 (Origin)	– 가쪽 2/3 위목덜미선 　(Superior Nuchal Line) – 바깥쪽뒤통수뼈융기 　(External Occipital Protuberance, 　EOP) – 꼭지돌기(Mastoid Process)
닿는곳 (Insertion)	머리덮개널힘줄(Galea Aponeurotica)
동작 (Action)	눈썹을 위로 올림 (이마의 주름을 수평하게)
신경 (Nerve)	얼굴 신경(Facial Nerve CN VII)의 뒤귓바퀴가지(Posterior Auricular Branch)

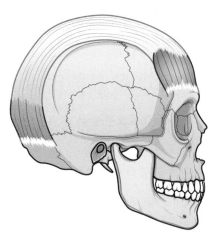

뒤통수이마근(후두전두근, Occipitofrontalis)

관자근(측두근, Temporalis)

관자근은 안쪽날개근, 가쪽날개근, 깨물근과 함께 씹기 동작 및 음식을 잘게 잘리게 하는 동작을 수행한다. 그러나 근육이 짧아지거나 연축이 생기면 긴장성 두통과 턱관절 증후군(TMJ Syndromes)이 생길 수 있다.

이는곳 (Origin)	관자오목(Temporal Fossa)
닿는 (Insertion)	아래턱뼈갈고리돌기(Coronoid Process)와 아래턱뼈가지(Ramus of Mandible)
동작 (Action)	– 턱을 닫음. 이를 꽉 깨뭄. – 기본 기능 동작으로는 음식물 씹기
신경 (Nerve)	삼차신경(Trigeminal Nerve, CN V)

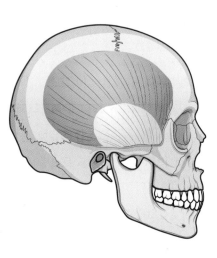

관자근(측두근,Temporalis)

깨물근(교근, Masseter)

아래턱을 올리는 주동근육으로 강한 근육 중 하나로 분류되며, 근육발통점(MFTPs)이 이는 곳과 닿는 곳 가까이에 있고 통증은 귀와 뺨, 턱과 눈위쪽, 어금니로 퍼져 있다. 긴장성 두통과 턱관절 증후군(TMJ Syndrome)이 생길 수 있다.

이는곳 (Origin)	– 얕은부분 : 광대돌기(Zygomatic Process), 광대활(Zygomatic Arch) – 깊은부분 : 광대활아래가장자리의 뒷면(Posterior Aspect of Inferior Border of Zygomatic Arch)
닿는곳 (Insertion)	– 얕은부분 : 아래턱뼈 가지와 구석 (Angle & Ramus of Mandible) – 깊은부분: 위 가지와 아래턱뼈 근육돌기(Superior Ramus & Coronoid Process of Mandible)
동작 (Action)	– 턱을 닫음 – 이를 꽉 깨뭄, 아래턱 뼈를 옆으로 움직일때 보조
신경 (Nerve)	삼차신경(Trigeminal Nerve CN V)

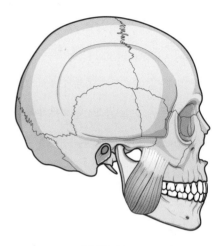

깨물근(교근, Masseter)

날개근(익상근, Pterygoid) Ⅰ

가쪽날개근(외측익상근, Lateral Pterygoid)

이는곳 (Origin)	– 윗머리 : 나비뼈의 큰날개 (Greater Wing of Sphenoid) – 아랫머리 : 가쪽 날개판의 가쪽면 (Lateral Surface of Lateral Pterygoid Plate(Sphenoid Bone)
닿는곳 (Insertion)	– 윗머리 : 턱관절의 관절 주머니와 관절원반(Capsule & Articular Disc of TMJ) – 아랫머리 : 아래턱관절 돌기의 목 (Neck of Mandibular Condyle)
동작 (Action)	– 아래턱뼈 올림 – 내밈(턱이 벌림)
신경 (Nerve)	삼차신경(Trigeminal Nerve) (CN V)

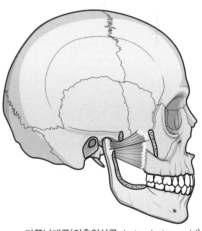

가쪽날개근(외측익상근, Lateral pterygoid)

날개근(익상근, Pterygoid) II

안쪽날개근(내측익상근, Medial Pterygoid)

이는곳 (Origin)	– 가쪽 날개판의 안쪽면(Medial Surface of Lateral Pterygoid Plate), 입천장뼈 (Palatine Bone), – 날개 오목(Pterygoid Fossa)
닿는곳 (Insertion)	아래턱뼈 가지 안쪽면과 아래턱뼈각 (Inner Surface of Mandibular Ramus & Angle of Mandible)
동작 (Action)	– 아래턱뼈 올림(이 악물기) – 가쪽 치우침, 앞당김
신경 (Nerve)	삼차신경(Trigeminal Nerve CN V)

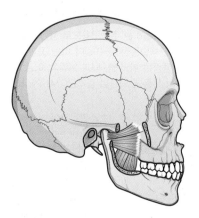

안쪽날개근(내측익상근, Medial pterygoid)

관자마루근(측두두정근, Temporoparietalis)

위귓바퀴근(Auricularis Superior) 으로 알려진 뒤섬유부분과 앞귓바퀴근(Auricularia Anterior)과 연결된 앞섬유부분으로 나뉜다.

이는곳 (Origin)	귀 위쪽 관자근막(Temporal Fascia)
닿는곳 (Insertion)	머리덮개널힘줄의 가쪽(Lateral Border of Galea Aponeurotica)
동작 (Action)	귀울림, 머리덮개널힘줄의 안정화
신경 (Nerve)	얼굴신경(CN VII)의 관자엽 가지 (Temporal Branch)

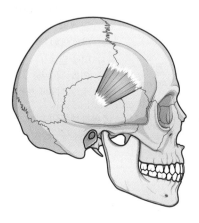

관자마루근(측두두정근,Temporoparietalis)

귓바퀴근(상전후이개근, Auricularis)

이는곳 (Origin)	– 머리덮개널힘줄(Galea Aponeurotica) – 관자뼈(Temporal Bone)의 꼭지(Mastoid Area) 부분
닿는곳 (Insertion)	– 앞귀(Anterior Ear) – 윗귀(Superior Ear) – 뒷귀(Posterior Ear)
동작 (Action)	– 귀울림 – 머리덮개널힘줄의 안정화
신경 (Nerve)	얼굴신경(Facial Nerve CN VII)

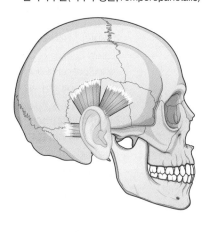

귓바퀴근(상전후이개근, Auricularis)

눈둘레근(안륜근, Orbicularis Oculi)

이는곳 (Origin)	– 눈확부분(Orbital Part) : 이마뼈의 큰돌기(Maxillary Process), 위턱뼈 의 앞돌기(Frontal Process) – 눈꺼풀부분(Palpebral Part) : 안쪽눈 꺼풀인대(Palpebral Ligament) – 눈물주머니부분(Lacrimal Part) : 눈물뼈의 뒤눈물능선(Posterior Lacrimal Crest)
닿는곳 (Insertion)	– 눈확부분(Orbital Part) : 눈확, 이마 그리고 뺨에 있는 넓은 면 – 눈꺼풀 부분(Palpebral Part) : 위, 아 래 눈썹의 피부, 가쪽 눈꺼풀 인대 – 눈물주머니부분(Lacrimal Part): 눈물소관, 눈꺼풀솔기(Lateral Palpebral Raph
동작 (Action)	눈꺼풀을 닫고 눈확부분을 조여 눈을 찡그리게 하며, 웃음주름을 만듦.
신경 (Nerve)	얼굴신경(Facial Nerve CN VII)의 관 자가지(Temporal Branch), 광대가지 (Zygomatic Branch)

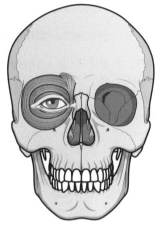

눈둘레근(안륜근,Orbicularis Oculi)

입둘레근(구륜근, Orbicularis Oris)

위입술 올림근(Levator Labii Superioris), 입술콧망울 올림근(Levator Labii Superioris Alaequenasi), 아랫입술 내림근(Depressor Labii Inferioris), 입꼬리 내림근(Depressor Anguli Oris), 큰광대근(Zygomatic Major), 볼근 근육들로부터 섬유를 받는다.

이는곳 (Origin)	볼굴대(Modiolus): 입꼬리근처(Just Lateral to Angle of Mouth)
닿는곳 (Insertion)	입주위를 감싸고 다른 근육과 합쳐 짐(Circumferentially Around Mouth Blends with Other Muscles)
동작 (Action)	– 입다물기 – 입술내밀기
신경 (Nerve)	얼굴신경(Facial Nerve CN VII)

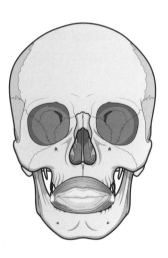

입둘레근(구륜근, Orbicularis Oris)

눈썹주름근(추미근, Corrugator Supercilii)

눈썹주름근이 수축하면 눈 안쪽피부와 위쪽피부에 수직 고랑(Vertical Furrows) 생기며, 이마근(Frontalis)과 눈둘레근(Orbicularis Oculi)과 존재한다.

이는곳 (Origin)	안쪽 눈위의 이마뼈(Frontal Bone)
닿는곳 (Insertion)	눈썹 중간부 피부(Skin of Middle Portion of Eyebrows)
동작 (Action)	눈썹 중앙 아래쪽으로 당김
신경 (Nerve)	– 얼굴신경(Facial Nerve) (CN Ⅶ) – 광대가지(Zygomatic Branch)

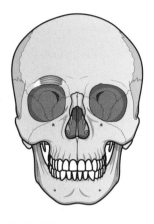

눈썹주름근(추미근, Corrugator supercilii)

위눈꺼풀올림근(안검거근, Levator Palpebrae Superioris)

이는곳 (Origin)	나비뼈의 작은날개 (Lesser Wing of Sphenoid Bone)
닿는곳 (Insertion)	위눈꺼풀(근막과 피부) (Upper Eyelid(Fascia & Skin))
동작 (Action)	위눈꺼풀을 위로 올림
신경 (Nerve)	눈돌림신경(Oculomotor Nerve, CN Ⅲ)

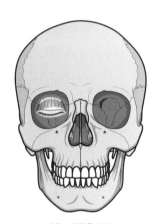

위눈꺼풀올림근
(안검거근, Levator Palpebrae Superioris)

눈살근(비근근, Procerus)

이는곳 (Origin)	코뼈와 연골(Nasal Bone & Cartilages)
닿는곳 (Insertion)	눈썹 사이의 피부와 근막 (Skin & Fascia Between Eyebrows)
동작 (Action)	– 눈썹을 안쪽 아래로 당김 – 윗 코부분의 주름을 만듦
신경 (Nerve)	얼굴신경(Facial Nerve CN Ⅶ)의 관자가지(Temporal Branch)

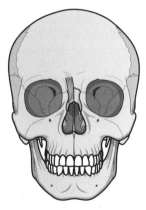

눈살근(비근근, Procerus)

코근(비근, Nasalis)	
이는곳 (Origin)	– 위턱뼈(Maxilla) – 위턱뼈의 이틀융기 　(Alveolar Process of Maxilla)
닿는곳 (Insertion)	– 콧방울(Wings of Nose) – 가쪽 코연골(Nasal Cartilages)
동작 (Action)	콧구멍을 확장시킴(특히 강한 호흡시)
신경 (Nerve)	얼굴신경(Facial Nerve CN VII)

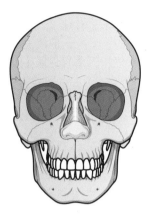

코근(비근, Nasalis)

위입술콧망울올림근(상순비익거근, Levator Labii Superioris Alaeque Nasi)	
이는곳 (Origin)	위턱뼈앞돌기(Frontal Process of Maxilla)
닿는곳 (Insertion)	– 윗입술근육(Upper Lip Muscles) – 콧망울연골(Alar Cartilage of Nose)
동작 (Action)	윗입술의 올림, 콧구멍 벌림
신경 (Nerve)	얼굴신경(Facial Nerve CN VII)

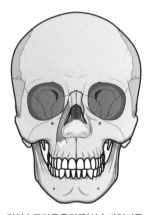

위입술콧망울올림근(상순비익거근,
Levator Labii Superioris Alaeque Nasi)

위입술올림근 (상순거근, Lavator Labii Superioris)	
이는곳 (Origin)	– 눈확아래모서리(Infraorbital Margin of 　Body of Maxilla) – 위턱뼈 이마돌기(Frontal Process of 　the Maxilla)
닿는곳 (Insertion)	윗입술근육(Upper Lip Muscles)
동작 (Action)	윗입술의 올림과 가쪽번짐
신경 (Nerve)	얼굴신경(Facial Nerve CN VII)

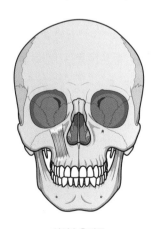

위입술올림근
(상순거근, Lavator Labii Superioris)

큰광대근(대관골근, Zygomaticus Major)	
이는곳 (Origin)	− 광대뼈(Zygomatic Bone)의 위가쪽면 − 관자관대봉합(Zygomatic–Temporal Suture)의 앞부분 − 귀밑샘근막(Parotid Fascia)
닿는곳 (Insertion)	− 볼굴대(Modiolus) − 입꼬리근처(Near Angle of Mouth)
동작 (Action)	− 입꼬리를 올림(미소) − 입꼬리를 뒤 위쪽으로 당김
신경 (Nerve)	얼굴신경(Facial Nerve CN VII)

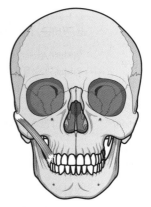

큰광대근(대관골근, Zygomaticus Major)

작은광대근(소관골근, Zygomaticus Minor)	
이는곳 (Origin)	− 광대뼈(Zygomatic Bone)의 안쪽부분 − 관자광대봉합(Zygomatic–Maxillary Suture)의 뒷부분
닿는곳 (Insertion)	윗입술의 피부, 근막, 근육(Skin, Fascia & Muscles of Upper Lip)
동작 (Action)	윗입술의 올림(미소)과 가쪽 당김
신경 (Nerve)	얼굴신경(Facial Nerve CN VII)

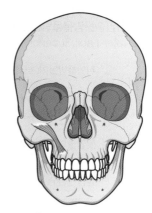

작은광대근(소관골근, Zygomaticus Minor)

입꼬리올림근 (구각거근, Levator Anguli Oris)	
이는곳 (Origin)	− 위턱뼈 이마돌기(Frontal Process of the Maxilla) − 입둘레근(Orbicularis Oris Muscle)
닿는곳 (Insertion)	− 볼굴대(Modiolus) − 입꼬리 근처(Near Angle of Mouth)
동작 (Action)	입꼬리를 올림(미소)
신경 (Nerve)	얼굴신경(Facial Nerve CN VII)

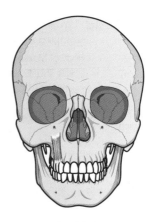

입꼬리올림근
(구각거근, Levator Anguli Oris)

입꼬리당김근(소근, Risorius)

이는곳 (Origin)	귀밑샘근막(Parotid Fascia(Superficial to Masseter)
닿는곳 (Insertion)	– 볼굴대(Modiolus) – 입꼬리 근처(Near Angle of Mouth)
동작 (Action)	입꼬리를 가쪽으로 당김(거짓웃음)
신경 (Nerve)	얼굴신경(Facial Nerve) (CN VII)

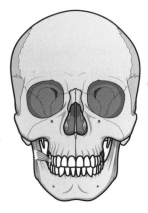

입꼬리 당김근(소근, Risorius)

볼근(협근, Buccinator)

이는곳 (Origin)	– 윗턱뼈와 아래턱뼈(Maxilla & Mandible) : 두뼈의 뒤쪽이틀돌기(Posterior Alveolar Process of Both Bones) – 아래턱솔기(Pterygomandibular Raphe)(가쪽 입꼬리 근처)
닿는곳 (Insertion)	볼굴대(Modiolus) : 가쪽 입꼬리 근처 (Lateral Angle of Mouth)
동작 (Action)	볼을 홀쭉하게 만듦
신경 (Nerve)	얼굴신경(Facial Nerve CN VII)

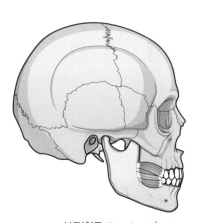

볼근(협근, Buccinator)

턱끝근(이근, Mentalis)

이는곳 (Origin)	아래턱뼈의 앞니 오목(Incisive Fossa of Mandible)
닿는곳 (Insertion)	턱의 근막과 피부(Fascia & Skin of Chin)
동작 (Action)	아랫입술의 올림, 가쪽 번짐, 턱에 주름 잡기
신경 (Nerve)	얼굴신경(Facial Nerve CN VII)

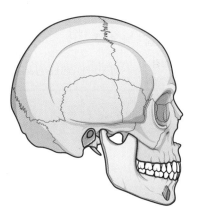

턱끝근(이근, Mentalis)

아랫입술내림근 (하순하체근, Depressor Labii Inferioris)	
이는곳 (Origin)	아래턱뼈(턱끝구멍과 결합사이)(Mandible(Between Mental Foramen & Symphysis))
닿는곳 (Insertion)	아랫입술의 근막과 피부(Fascia & Skin of Lower Lip)
동작 (Action)	아랫입술을 아래쪽과 가쪽으로 당김과 가쪽 번짐
신경 (Nerve)	얼굴신경(Facial Nerve CN VII)

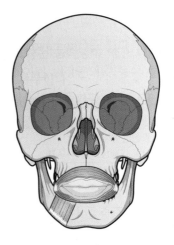

아랫입술내림근
(하순하체근, Depressor Labii Inferioris)

입꼬리내림근 (구각하체근, Depressor Anguli Oris)	
이는곳 (Origin)	아래턱뼈의 비스듬선(턱끝결절 가쪽부분)(Oblique Line of Mandible(Lateral Aspect of Mental Tubercle of Mandible)
닿는곳 (Insertion)	볼굴대(Modiolus) : 입꼬리 근처(Near Angle of Mouth)
동작 (Action)	입꼬리 내림
신경 (Nerve)	얼굴신경(Facial Nerve CN VII)

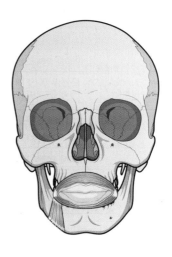

입꼬리 내림근
(구각하체근, Depressor Anguli Oris)

2) 목(Neck)

넓은목근(광경근, Platysma)	널판근(판상근, Splenius) – 머리널판근(두판상근, Splenius Capitis) – 목널판근(경판상근, Splenius Cervicis)
목빗근(흉쇄유돌근, Sternocleidomastoid)	긴근(장근, Longus Muscle) – 긴머리근(두장근, Longus Capitis) – 긴목근(경장근, Longus Cervicis(Colli))
목갈비근(사각근, Scalenus) – 최소목갈비근(Scalenus Minimus) – 앞목갈비근(Anterior Scalene) – 중간목갈비근(Middle Scalene) – 뒤목갈비근(Posterior Scalene)	목뿔위근육(설골상근, Suprahyoid Muscle) – 두힘살근(악이복근, Digastric) – 붓목뿔근(경돌설골근, Stylohyoid) – 턱목뿔근(악설골근, Mylohyoid) – 턱끝목뿔근(이설골근, Geniohyoid)
뒤통수밑근육(후두하근, Suboccipital Muscles)	목뿔아래근육(설골하근, Infrahyoid Muscle) – 방패목뿔근(갑상설골근, Thyrohyoid) – 복장방패근(흉골갑상근, Sternothyroid) – 복장목뿔근(흉골설골근, Sternohyoid) – 어깨목뿔근(견갑설골근, Omohyoid)

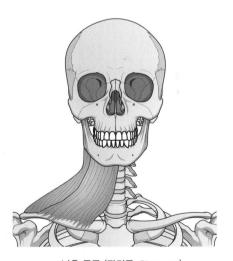

넓은 목근 (광경근, Platysma)

넓은목근(광경근, Platysma)	
입꼬리 당김근(Risorius) 입꼬리 내림근(Depressor Anguli Oris), 아랫입술 내림근(Depressor Labii Inferioris)과 연결되어 있다.	
이는곳 (Origin)	피하근막(세모가슴근부위)(Subcutaneous Fascia(Deltopectoral Region)
닿는곳 (Insertion)	아래턱뼈와 얼굴아래부위의 근막(Mandible & Subcutaneous Fascia of Lower Face)
동작 (Action)	목 아래부위 피부를 긴장시킴(아래턱뼈와 아랫입술을 내림)
신경 (Nerve)	얼굴신경(Facial Nerve CN VII)

목빗근(흉쇄유돌근, Sternocleidomastoid)

복동맥과 목동맥 팽대(Carotid Sinus)가 근육 가운데로 지나가기 때문에 압박을 주의해야하며 머리가 과도하게 뒤로 젖혀지는 채찍질 손상(Whiplash Injury), 기운목으로 인해 근경력 및 수축을 동반한다.

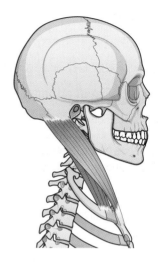

이는곳 (Origin)	– 복장뼈머리 : 복장뼈 자루(Manubrium of Sternum) – 빗장뼈머리 : 빗장뼈 중간부분(Medial Portion of Clavicle)
닿는곳 (Insertion)	관자뼈의 꼭지돌기(Mastoid Process of Temporal Bone)
동작 (Action)	– 동시 수축 : 목을 굽힘. 들숨 시 복장뼈를 위로 올림으로서 갈비뼈도 올림 – 한 쪽만 수축 : 동측으로 머리가 기울어짐. 머리를 얼굴 반대쪽으로 돌림 (마찬가지로 머리를 상방으로 향함)
신경 (Nerve)	– 운동 : 척수더부신경(Spinal Accessory)(CN XI) – 감각 : C2–C3의 배쪽가지(Ventral Rami of C2,C3)

목빗근(흉쇄유돌근, Sternocleidomastoid)

목갈비근(사각근, Scalenus)

목 갈비근과 작은가슴근이 수축되면 팔신경얼기를 누르게 되어 상지가 저리거나 따끔거릴 수 있고 TOS(가슴문 증후군, Thoracic Outlet Syndrome)와 관련이 있다.

– 최소목갈비근(Scalenus Minimus)   – 앞목갈비근(Anterior Scalene)
– 중간목갈비근(Middle Scalene)   – 뒤목갈비근(Posterior Scalene)

이는곳 (Origin)	– 최소 : C6–C7의 가로돌기(TPs C6–C7) – 앞 : C3–C6의 가로돌기(TPs of C3–C6) – 중간 : C2–C7의 가로돌기(TPs C2–C7) – 뒤 : C5–C7의 가로돌기(TPs of C5–C7)
닿는곳 (Insertion)	– 최소 : 첫 번째 갈비뼈,폐의 가슴막위막(Suprapleural Membrane of Lung) – 앞 : 첫 번째 갈비뼈(1 Rib(Scalene Tubercle)) – 중간 : 첫 번째 갈비뼈(1 Rib(Behind Anterior Scalene)) – 뒤 : 두번째 갈비뼈(2 Rib(Behind Anterior Scalene))
동작 (Action)	– 최소 : 목굽힘, 가쪽굽힘, 목을 반대편으로 돌림, 첫번째 갈비뼈와 가슴막위막을 올림 – 앞 : 목굽힘, 첫번째 갈비뼈 올림, 반대쪽 목돌림 – 중간 : 같은쪽 목굽힘, 첫번째 갈비뼈 올림 – 뒤 : 같은쪽 가쪽 굴곡, 두번째 갈비뼈 올림

신경 (Nerve)	– 최소 : 목신경과 팔신경얼기(Cervical & Brachial Plexus)
	– 앞 : 목척수신경(Cervical Spinal Nerves(Ventral Rami C3–C6)
	– 중간 : 목척수신경(배쪽가지 C3–C8)(Cervical Spinal Nerves(Ventral Rami C3–C8)
	– 뒤 : 목척수신경(배쪽가지 C6–C8)(Cervical Spinal Nerves(Ventral Rami C6–C8)

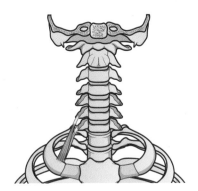

최소목갈비근(Scalenus Minimus)

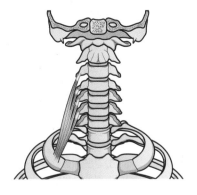

앞목갈비근(Anterior Scalene)

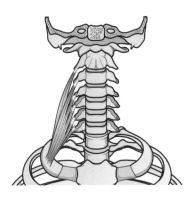

중간목갈비근(Middle Scalene)

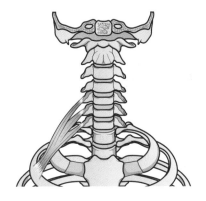

뒤목갈비근(Posterior Scalene)

뒤통수밑근육(후두하근, Suboccipital Muscles)			
① 큰뒤머리 곧은근(Rectus Capitis Posterior Major)			
② 작은 뒤머리 곧은근(Rectus Capitis Posterior Minor)			
③ 윗머리 빗근(Obliquus Capitis Superior)			
④ 아래머리 빗근(Obliquus Capitis Inferior)			

이는곳 (Origin)	① 중쇠뼈가시(C2)(Spine of Axis(C2)) ② 고리뼈의 뒤결절(C1)(Posterior Tubercle of Atlas(C1)) ③ 고리뼈 가로돌기(C1)(TP of Atlas(C1)) ④ 중쇠뼈가시(C2)(Spine of Axis(C1))
닿는곳 (Insertion)	① 목덜미선의 바깥부분(Lateral Portion of Inferior Nuchal Line) ② 목덜미선의 중간부분(Medial Portion of Inferior Nuchal Line) ③ 아래목덜미선의 아래(Below Inferior Nuchal Line(Occipital Bone)) ④ 고리뼈의 가로돌기(TP of Atlas)(C1)
동작 (Action)	① 폄, 같은쪽 돌림과 가쪽굽힘 ② 폄, 같은쪽 가쪽굽힘 ③ 폄, 같은쪽 돌림과 가쪽굽힘 ④ 폄, 같은쪽 돌림
신경 (Nerve)	뒤통수 아래신경(Suboccipital Nerve(Dorsal Rami of C1))

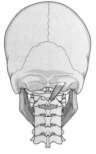

큰뒤머리 곧은근
(Rectus Capitis Posterior Major)

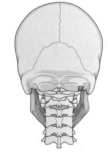

윗머리 빗근
(Obliquus Capitis Superior)

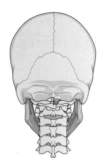

작은 뒤머리 곧은근
(Rectus Capitis Posterior Minor)

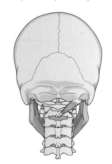

아래머리 빗근
(Obliquus Capitis Inferior)

널판근(판상근, Splenius)

목의 V자 근육으로 등세모근 근육통, 목뼈와 등뼈 관절 이상과 다른 근육의 근막유발통, 긴장성 두통과 갈비가 슴증후군(Costothoracic Syndrome) 유발 근육이다.
– 머리널판근(두판상근, Splenius Capitis)
– 목널판근(경판상근, Splenius Cervicis)

머리널판근(두판상근, Splenius Capitis)

이는곳 (Origin)	C3–T4의 가시돌기와 목덜미 인대 (SPs of C3–T4 & Nuchal Ligament(Lower Portion))
닿는곳 (Insertion)	관자뼈의 꼭지돌기, 뒤통수뼈(위목덜미선)(Mastoid Process of Temporl Bone, Occipital Bone(Superior Nuchal Line)
동작 (Action)	– 한쪽 : 같은 쪽 머리 및 목의 돌림과 가쪽 굽힘 – 양쪽 : 머리와 목의 폄
신경 (Nerve)	목 척수신경(Cervical Spinal Nerve)

목널판근(경판상근, Splenius Cervicis)

이는곳 (Origin)	T3–T6의 가시돌기(SPs of T3–T6)
닿는곳 (Insertion)	C1–C3의 가로돌기(TPs of C1–C3)
동작 (Action)	– 한쪽 : 같은 쪽 목의 돌림과 가쪽굽힘 – 양쪽 : 목의 폄
신경 (Nerve)	목척추신경(Cervical Spinal Nerves(Dorsal Rami))

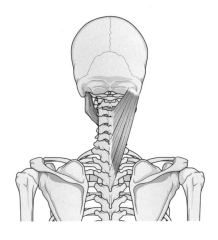

머리널판근(두판상근, Splenius Capitis)

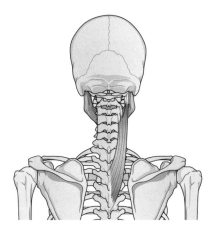

목널판근(경판상근, Splenius Cervicis)

긴근(장근, Longus Muscle)

채찍질 손상(Whiplash), 목앓이(Sore Throat)와 비슷한 증상이 동반되며, 목경동맥이 가까이로 지나가기 때문에 두 쪽을 동시에 촉진하는 것은 금지한다.
– 긴머리근(두장근, Longus Capitis)
– 긴목근(경장근, Longus Cervicis(Colli))

긴머리근(두장근, Longus Capitis)

이는곳 (Origin)	C3~C5의 가로돌기(앞쪽결절)(TPs of C3~C5(Anterior Tubercles))
닿는곳 (Insertion)	뒤통수뼈(Occipital Bone)
동작 (Action)	– 머리와 목 굽힘 – 가쪽굽힘
신경 (Nerve)	목척수신경(배쪽가지 C1~C3)(Cervical Spinal Nerves(Ventral Rami C1~C3)

긴목근(경장근, Longus Cervicis(Colli))

이는곳 (Origin)	C3~T3의 아래 앞척추 몸통과 가로돌기 (Lower Anterior Ventral Bodies & TPs of C3~T3)
닿는곳 (Insertion)	C1~C6의 앞척추 몸통(Anterior Vertral Bodies &TPs C1~C6)
동작 (Action)	– 목의 굽힘 – 가쪽 굽힘
신경 (Nerve)	목척추신경(배쪽가지 C2~C6)(Cervical Spinal Nerves(Ventral Rami C2~C6))

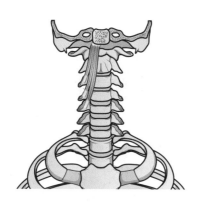

긴머리근(두장근, Longus Capitis)

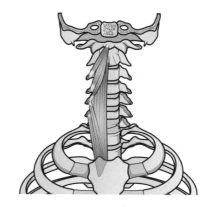

긴목근(경장근, Longus Cervicis(colli))

목뿔위근육(설골상근, Suprahyoid Muscle)

주기능은 음식물을 삼키는 것과 말하는 것을 관장하며, 성대에서 생성되는 음질과 주파수에 영향도 준다.
- 두힘살근 (악이복근, Digastric)
- 붓목뿔근(경돌설골근, Stylohyoid)
- 턱목뿔근(악설골근, Mylohyoid)
- 턱끝목뿔근(이설골근, Geniohyoid)

두힘살근 (악이복근, Digastric)

이는곳 (Origin)	– 뒤힘살 : 관자뼈의 꼭지 패임(Mastoid Notch of Temporal Bone) – 앞힘살 : 아래턱뼈 안쪽의 두힘살 구멍(Digastric Fossa of Internal Mandible)
닿는곳 (Insertion)	목뿔뼈 몸통(Body of Hyoid)
동작 (Action)	목뿔뼈 올림, 아래턱뼈 내림, 목뿔뼈 안정화
신경 (Nerve)	– 뒤힘살 : 얼굴신경(Facial Nerve)(CN VII) – 앞힘살 : 삼차신경(Trigeminal Nerve)(CN V)

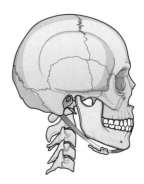

두힘살근(악이복근, Digastric)

붓목뿔근(경돌설골근, Stylohyoid)

이는곳 (Origin)	관자뼈의 붓돌기 (Styloid Process of Temporal Bone)
닿는곳 (Insertion)	목뿔뼈의 가쪽 가장자리 (Lateral Margin of Hyoid Body)
동작 (Action)	목뿔뼈 올림, 목뿔뼈 안정화
신경 (Nerve)	얼굴신경(Facial Nerve)(CN VII)

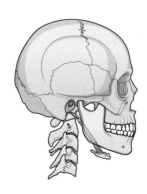

붓목뿔근(경돌설골근, Stylohyoid)

턱목뿔근(악설골근, Mylohyoid)

이는곳 (Origin)	아래턱뼈 안쪽면(Inner Surface of Mandible)
닿는곳 (Insertion)	목뿔뼈 몸통(Body of Hyoid)
동작 (Action)	목뿔뼈 올림, 아래턱뼈 내림
신경 (Nerve)	삼차신경(CN V-아래턱뼈부위)(Trigeminal Nerve(CN V-Mandibular Division, V3))

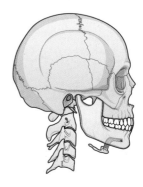

턱목뿔근(악설골근, Mylohyoid)

턱끝목뿔근(이설골근, Geniohyoid)

이는곳 (Origin)	아래턱뼈 안쪽면(Inner Surface of Mandible)
닿는곳 (Insertion)	목뿔뼈 몸통(Body of Hyoid)
동작 (Action)	목뿔뼈 올림, 아래턱뼈 내림
신경 (Nerve)	혀밑신경(Hypoglossal Nerve, CN XII)

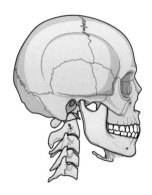

턱끝목뿔근(이설골근, Geniohyoid)

목뿔아래근육(Infrahyoids)

목뿔아래근은 음식물 씹기와 삼키기, 말하기에 매우 중요하게 작용하는 근육들이다.
- 방패목뿔근(갑상설골근, Thyrohyoid)
- 복장방패근(흉골갑상근, Sternothyroid)
- 복장목뿔근(흉골설골근, Sternohyoid)
- 어깨목뿔근(견갑설골근, Omohyoid)

방패목뿔근(갑상설골근, Thyrohyoid)

이는곳 (Origin)	방패연골(Thyroid Cartilage)
닿는곳 (Insertion)	목뿔뼈몸통(Body of Hyoid Bone)
동작 (Action)	목뿔뼈 내림, 방패연골 올림
신경 (Nerve)	C1(Via CN XII)

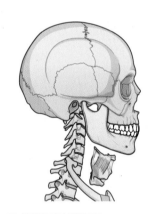

방패목뿔근(갑상설골근, Thyrohyoid)

복장방패근(흉골갑상근, Sternothyroid)

이는곳 (Origin)	복장뼈자루(Manubrium of Sternum)
닿는곳 (Insertion)	방패연골(Thyroid Cartilage)
동작 (Action)	방패연골내림
신경 (Nerve)	목신경고리(Ansa Cervialis)(C1,C2,C3)

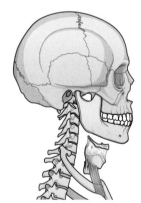

복장방패근(흉골갑상근, Sternothyroid)

복장목뿔근(흉골설골근, Sternohyoid)

이는곳 (Origin)	– 복장뼈자루(Manubrium) – 복장빗장관절(Sternoclavicular Joint)
닿는곳 (Insertion)	목뿔뼈몸통(Body of Hyoid)
동작 (Action)	목뿔뼈와 후두를 내림
신경 (Nerve)	목신경고리(Ansa Cervicalis, C1, C2, C3)

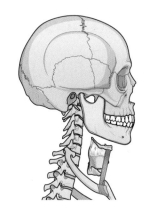

복장목뿔근(흉골설골근, Sternohyoid)

어깨목뿔근(견갑설골근, Omohyoid)

이는곳 (Origin)	– 목뿔뼈(Hyoid Bone) – 어깨뼈 위쪽 가장자리(Superior Scapular Border)
닿는곳 (Insertion)	목뿔뼈(Hyoid Bone)
동작 (Action)	목뿔뼈와 후두를 내림
신경 (Nerve)	목신경고리(Ansa Cervicalis, C1, C2, C3)

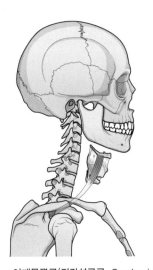

어깨목뿔근(견갑설골근, Omohyoid)

2. 몸통(Trunk)

1) 등골뼈(Vertebral Column)

척주세움근(척주기립근, Erector Spinae Group)
- 가장긴근(최장근, Longissimus)
- 엉덩갈비근(장늑근, Iliocostal)
- 가시근(극근, Spinalis)

척주세움근(척주기립근군, Erector Spinae Group)	

척주세움근은 어깨관절 벌림과 굽힘의 마지막 30°에 작용하며, 한쪽 움직임이 일어날 경우 반대 근육만 작용하고 양쪽의 움직임에서는 양쪽근육이 동시에 수축하여 허리 과다앞굽음증(Hyperlordosis)이 생김
- 가장긴근(최장근, Longissimus)
- 엉덩갈비근(장늑근, Iliocostal)
- 가시근(극근, Spinalis)

척주세움근(척주기립근, Erector Spinae Group)

이는곳 (Origin)	엉덩뼈 능선의 넓은 힘줄, 엉치뼈뒷면, 허리뼈(Broad Tendon From the Iliac Crest & Posterior Surface of the Sacrum, Lumbar Spines)
닿는곳 (Insertion)	– 갈비뼈의 각(Angle of Ribs) – 목뼈가로돌기(Cervical Transverse Processes) – 꼭지돌기(Mastoid Process)
동작 (Action)	– 몸통 굽힘시 편심 고정 – 등골뼈의 폄(양쪽 작용) – 등골뼈를 가쪽으로 굽힘(한쪽작용)
신경 (Nerve)	척수신경 뒤가지(Spinal Nerve Dorsal Rami)

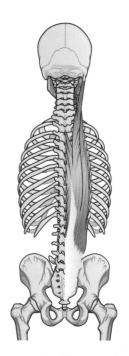

척주세움근
(척주기립근, Erector Spainae Group)

가장긴근(최장근, Longissimus)

이는곳 (Origin)	– 등 : 엉치뼈, L1–L5의 가시돌기(Sacrum & SPs of L1–L5) – 목 : T1–T5의 가시돌기(SPs of T1–T5) – 머리 : C6–T3의 가시돌기(SPs of C6–T3)
닿는곳 (Insertion)	– 등 : T1–T12의 가시돌기, 1–12번 갈비뼈의 각(SPs of T1–T12 & Angle of Ribs 1–12) – 목 : C2–C6의 가로돌기(TPs of C2–C6) – 머리 : 꼭지돌기(Mastoid Process)
동작 (Action)	– 한쪽 : 척추뼈의 가쪽굽힘 – 양쪽 : 등골뼈와 머리의 폄, 몸통 굽힘 시 편심 고정
신경 (Nerve)	척수신경 뒤가지(Spinal Nerve(Dorsal Rami))

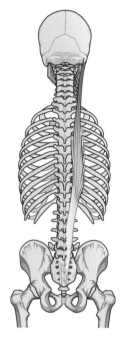

가장긴근(최장근, Longissimus)

엉덩갈비근(장늑근, Iliocostalis)

이는곳 (Origin)	– 허리 : 엉치뼈(Sacrum), 엉덩뼈 능선(Iliac Crest) – 등 : 8–12번 갈비뼈의 각(Angle of Ribs 8–12) – 목 : 3–7번 갈비뼈의 각(Angle of Ribs 3–7)
닿는곳 (Insertion)	– 허리 : 8–12 갈비뼈의 각(Angle of Ribs 8–12) – 등 : 1–7번 갈비뼈의 각(Angle of Ribs 1–7) – 목 : C3–C6의 가로돌기(TPs of C3–C6)
동작 (Action)	– 척추의 폄(양쪽 작용) – 척추를 가쪽으로 굽힘(한쪽 작용)
신경 (Nerve)	척수신경

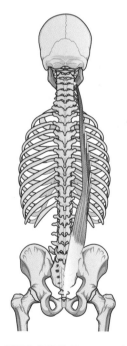

엉덩갈비근(장늑근, Iliocostal)

가시근(극근, Spinalis)	
이는곳 (Origin)	– 등 : T10–L2의 가시돌기(SPs of T10–L2) – 목 : C6–C7의 가시돌기(Sps of C6–C7) – 머리 : C7–T2의 가시돌기(목반가시근의 안쪽)(SPs of C7–T2(Medial Part of Semispinalis Capitis)
닿는곳 (Insertion)	– 등 : T3–T9의 가시돌기(SPs of T3–T9) – 목 : C2–C3의 가시돌기(SPs of C2–C3) – 머리 : 뒤통수뼈(Occipital Bone(Below Superior Nuchal Line))
동작 (Action)	– 한쪽 : 척추뼈의 가쪽굽힘 – 양쪽 : 등골뼈와 머리의 폄, 몸통 굽힘 시 편심 고정
신경 (Nerve)	척수신경 뒤가지(Spinal Nerves(Dorsal Rami))

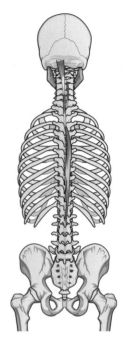

가시근(극근, Spinalis)

2) 가슴(Chest)

갈비사이근(늑간근, Intercostal Muscles)
– 바깥갈비사이근(외늑간근, External Intercostal Muscle)
– 속갈비사이근(내늑간근, Internal Intercostal Muscle)

갈비사이근(늑간근, Intercostal)

갈비뼈 사이사이에 존재하는 근육으로 갈비뼈에 손을 위치시키고 환자가 심호흡을 하는동안 갈비뼈사이를 촉진한다.
– 바깥갈비사이근(외늑간근, External Intercostal)
– 속갈비사이근(내늑간근, Internal Intercostal)

바깥갈비사이근(외늑간근, External Intercostal)

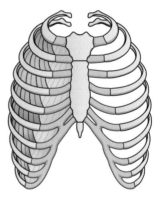

바깥갈비사이근
(외늑간근, External Intercostal)

이는곳 (Origin)	갈비뼈 아래 모서리(Inferior Border of Ribs)
닿는곳 (Insertion)	아래갈비뼈 위 모서리(Superior Border of Ribs)
동작 (Action)	들숨 시 갈비뼈를 위로 올림
신경 (Nerve)	갈비사이신경(Intercostal Nerves)

속갈비사이근 (내늑간근, Internal Intercostal)	
이는곳 (Origin)	아래갈비뼈의 위쪽 모서리(Inerior Border of Ribs)
닿는곳 (Insertion)	갈비뼈 아래, 위쪽 경계부위(Superior Border of Ribs Blow)
동작 (Action)	날숨 동안 갈비뼈를 아래로 내림
신경 (Nerve)	갈비사이신경(Intercostal Nerves)

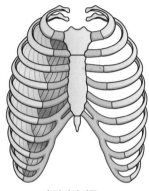

속갈비사이근
(내늑간근, Internal Intercostal)

3) 허리와 복부(Lower Back & Abdominal)

- 허리네모근(요방형근, Quadratus Lumborum)
- 배곧은근(복직근, Rectus Abdominis)
- 바깥빗근(외복사근, External Oblique)
- 가로막(횡격막, Diaphragm)
- 배가로근(복횡근, Transversus Abdominis)
- 배속빗근(내복사근, Unternal Oblique)

허리네모근(요방형근, Quadratus Lumborum)	
허리네모근은 몸통의 중심(Core) 근육 중 하나로 특히 복부와 허리를 안정화시킨다. 굽히고 비트는 동작 등 빈번하고 과도한 동작은 허리긴장을 일으키며, 등골뼈세움근, 허리뭇갈래근과 같은 근육을 함께 손상을 일으킨다. 또한 다리길이 불균형으로 약해진다.	
이는곳 (Origin)	12번 갈비뼈와 L1~L4의 가로돌기 (12 Rid(Inferior Border) & TPs of L1~L4)
닿는곳 (Insertion)	뒤엉덩뼈 능선과 엉덩허리 인대 (Posterior Iliac Crest & Iliolumbar Ligament)
동작 (Action)	- 한쪽 : 골반올림, 몸통 가쪽굽힘, 깊게 숨쉬는 동안 12번 갈비뼈 내림. - 양쪽 : 허리엉치척추의 폄(허리 앞 굽음증가)(허리뼈부분을 확장하면서 외측 안정성 제공)
신경 (Nerve)	허리신경 얼기(Lumber Plexus(T12~L3))

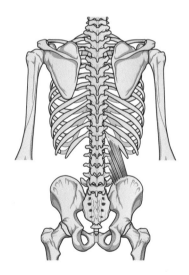

허리 네모근
(요방형근, Quadratus lumborum)

가로막(횡격막, Diaphragm)

– 약한 가로막은 위 식도 역류병(Gastroesophageal Reflux Diseae(GERD)을 유발해 식도주위 근육약함을 유도할 수 있다.

이는곳 (Origin)	– 척추부분 : L1, L2 몸통의 왼쪽 다리(Left Crura from Bodies of L1, L2), L1~3 몸통의 오른쪽 다리(L1–3 on the right) – 갈비뼈부분 : 안쪽, 가쪽 활꼴 인대(Arcuate Ligament), 아래 6개 갈비뼈의 안쪽면(Inner Aspect of Low 6 Ribs)
닿는곳 (Insertion)	가로막의 중심 널힘줄(Central Tendon)
동작 (Action)	– 들숨 시 가슴안을 확장 – 복강 내 압력 올리는 것을 도움
신경 (Nerve)	가로막 신경(Phrenic Nerve, C3, C4, C5)

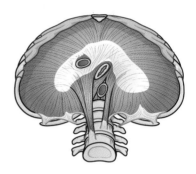

가로막(횡격막, Diaphragm)

배곧은근(복직근, Rectus Abdominis)

나눔힘줄(Tendinous Intersection)로 알려진 섬유띠에 의해 3부분 이상으로 나누어져 있어 근육 발달에 따라 식스팩(6–Pack) 또는 에잇팩(8–Pack)으로 형성된다. 하지만 복부체중 증가로 인한 손상(비만, 임신), 허리근육 손상으로 복부근력이 약해지고 배벽 탈장(Abdominal Hernia)의 원인 근육이 된다.

이는곳 (Origin)	– 두덩뼈 능선(Pubic Crest) – 두덩결합(Pubic Symphysis)
닿는곳 (Insertion)	5–7번째 갈비연골,복장뼈의 칼돌기(Costal Cartilage of Ribs 5–7 & Xiphoid Process)
동작 (Action)	– 몸통을 굽힘, 골반을 뒤로 경사지게 함 – 복부를 압박해 안정화 시킴 – 허리뼈굴곡, 흉곽하강, 걸을 때 골반을 고정
신경 (Nerve)	– 갈비사이신경(Intercostal T5~T11) – 배쪽가지신경(Ventral Rami of Thoracic Nerves)

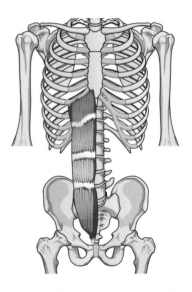

배곧은근(복직근, Rectus Abdominis)

배바깥빗근(외복사근, External Oblique)

나눔힘줄(Tendinous Intersection)로 알려진 섬유띠에 의해 3부분 이상으로 나누어져 있어 근육 발달에 따라 식스팩(6-Pack) 또는 에잇팩(8-Pack)으로 형성된다. 하지만 복부체중 증가로 인한 손상(비만, 임신), 허리근육 손상으로 복부근력이 약해지고 배벽탈장(Abdominal Hernia)의 원인 근육이 된다.

이는곳 (Origin)	– 앞엉덩뼈능선의 1/2(Anterior 1/2 of Iliac Crest) – 샅고랑인대(Inguinal Ligament) – 두덩결합(Pubic Symphysis) – 배곧은근집(Rectus Sheath)
닿는곳 (Insertion)	갈비뼈 6~12번의 아래 가장자리 (Inferior Border of Ribs 6-12)
동작 (Action)	– 굽힘, 가쪽굽힘, 몸통을 반대쪽으로 돌림 – 골반을 뒤로 경사지게 함, 복부를 압박해 안정화 시킴
신경 (Nerve)	갈비사이신경(Intercostal Nerves(T7~12))

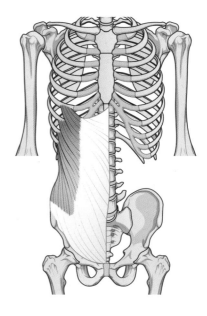

배바깥빗근
(외복사근, External Oblique)

배속빗근(내복사근, Internal Oblique)

이는곳 (Origin)	– 엉덩뼈능선(Iliaccrest) – 샅고랑인대(Inguinal Ligament) – 등허리근막(Lumbar Fascia)
닿는곳 (Insertion)	갈비뼈 10~12번의 배곧은근집(Ribs 10~12 & Rectus Sheath)
동작 (Action)	– 굽힘, 가쪽굽힘, 몸통의 같은쪽 돌림 – 골반을 뒤로 경사지게 함 – 복부를 압박해 안정화 시킴(골프, 투창, 장대 높이뛰기)
신경 (Nerve)	갈비사이신경(Intercostal Nerves(T7~L1))

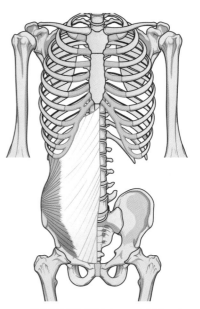

배속빗근(내복사근, Internal Oblique)

배가로근(복횡근, Transversus Abdominis)

배가로근의 위섬유는 가로막과 섞여 있다.
관절기능 장애(허리관절, 엉덩엉치관절), 근막발통의 퍼짐 패턴, 복부장기통증(장경련, 생리통, 충수돌기염)에 의한 통증이 야기된다.

이는곳 (Origin)	엉덩뼈능선(Iliac Crest), 샅인대(Inguinal Ligament), 등허리근막(Thoraco–Lumbar Fascis), 아래부 갈비뼈와 갈비연골(Lower Ribs & Costal Cartilage)
닿는곳 (Insertion)	배널힘줄(Abdominal Aponeurosis)
동작 (Action)	복근을 압축하여 중력에 대항하여 복부내장을 지탱
신경 (Nerve)	갈비사이신경(Intercostal Nerves(T7–L1))

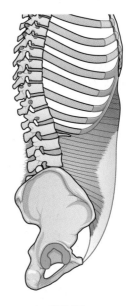

배가로근
(복횡근, Transversus Abdomins)

3. 어깨와 상지(Shoulder & Upper Extremity)

1) 어깨 근육(Shoulder Girdle & Joint Muscles)

등세모근(승모근, Trapezius)	앞톱니근(전거근, Serratus Anterior)
어깨올림근(견갑거근, Levator Scapulae)	어깨세모근(삼각근, Deltoid)
마름모근(능형근, Rhomboid Major & Minor) – 작은마름모근(소능형근, Rhomboid Minor) – 큰마름모근(대능형근, Rhomboid Major)	큰가슴근(대흉근, Pectoralis Major)
넓은등근(광배근, Latissimus Dorsi)	작은가슴근(소흉근, Pectoralis Minor)
큰원근(대원근, Teres Major)	빗장밑근(쇄골하근, Subclavius)
SSIT – 가시위근(극상근, Supraspinatus) – 가시아래근(극하근, Infraspinatus) – 작은원근(소원근, Teres Minor) – 어깨밑근(견갑하근, Subscapularis)	부리위팔근(오훼완근, Coracobrachialis)

등세모근(승모근, Trapezius)

등세모근은 위 섬유(Upper Fibers), 중간&아래 섬유(Middle & Low Fibers)로 나누며, 머리나 어깨가 앞으로 굽는 불균형된 자세로 인해 자세 피로 증후군(Postural Fatigue Syndrome)이 생길수 있다.

이는곳 (Origin)	– 바깥 뒤통수뼈 융기(External Occipital Protu-berance(EOP)) – 목덜미 인대에 위목덜미선의 중앙쪽과 C7-T12의 가시돌기(Medial side of Superior Nuchal Line Nuchal Ligament & SPs of C7-C12)
닿는곳 (Insertion)	위섬유(Upper Fibers) – 빗장뼈 가쪽 1/3, 봉우리, 어깨뼈 가시(Lateral 1/3 of Clavicle, Acromion, Spine of Scapula) 중간&아래 섬유(Middle & Low Fibers) – 빗장뼈 가쪽 1/2, 봉우리, 어깨뼈 가시(Lateral 1/2 of Clavicle, Acromion, Spine of Scapula)
동작 (Action)	어깨뼈 올림과 뒤 당김, 위방향 돌림, 어깨뼈 안정화 한쪽 : 머리 가쪽 굽힘 양쪽 : 머리 폄
신경 (Nerve)	더부신경(Spinal Accessory Nerve, CN XI), C2-C4의 배쪽가지 (Ventral Rami of C2-C4)

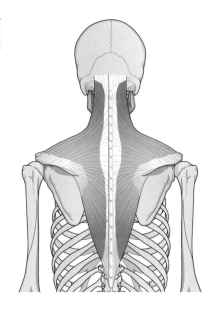

등세모근
(승모근, Trapezius)

어깨올림근(견갑거근, Levator Scapulae)

스트레스, 불균형된 자세의 수면, 굽어진 어깨, 편중된 목자세로 인해 목 회전에 제한을 가지며, 채찍질 손상(과도한 목 젖힘, Whiplash Injury)으로 강직성 수축에 노출된다.

이는곳 (Origin)	C1~C4의 가로돌기(C1~C4(Transverse Processes))
닿는곳 (Insertion)	어깨뼈의 안쪽 가장자리(위부분)(Medial Border of Scapula(Superior Part))
동작 (Action)	– 어깨뼈 올림과 뒤 당김을 보조 – 목을 가쪽으로 굽힘하는 것을 보조(무거운 가방 들고 나르기)
신경 (Nerve)	등쪽어깨신경(Dorsal Scapular Nerve(C3, C4, C5))

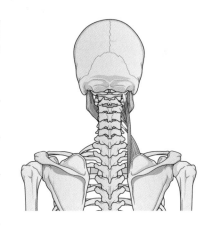

어깨올림근
(견갑거근, Levator Scapulae)

마름모근(능형근, Rhomboid Major & Minor)

팔이 움직이는 동안 어깨뼈를 고정시키는 중요한 역할을 하며,
나쁜자세와 가슴근육 발달 및 큰 유방으로 인한 굽는 자세는
마름근을 늘어지게 하여 약화시킨다.
어깨뼈갈비 관절(Scapulocostal Joint)에서 나는 소음은 마름근
의 유발점이 활성화 되었기 때문이다.
- 작은마름모근(소능형근, Rhomboid Minor)
- 큰마름모근(대능형근, Rhomboid Major)

이는곳 (Origin)	- 작은마름근 : C7과 T1의 가시돌기(SPs C7 & T1), 가시위 인대(Supraspinous Ligament) - 큰마름근 : T2-T5의 가시돌기(SPs T2-T5), 가시위인대(Supraspinous Ligament)
닿는곳 (Insertion)	- 작은마름근 : 어깨뼈 안쪽 모서리(어깨뼈가시위쪽)(Medial Border of Scapula) - 큰마름근 : 어깨뼈 안쪽 모서리(어깨뼈가지와 아래각사이)(Medial Border of Scapula)
동작 (Action)	어깨뼈 들임, 올림, 아래돌림
신경 (Nerve)	등쪽어깨신경(Dorsal Scapular Nerve(C4, C5))

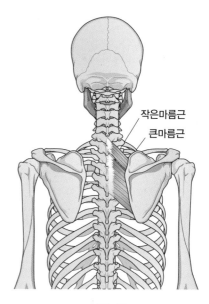

마름모근
(능형근, Rhomboid Major & Minor)

넓은등근(광배근, Latissimus Dorsi)

넓은등근과 큰원근이 위쪽 겨드랑이주름(Axillary Fold)을 만들
며 팔얼기신경의 지배를 받기 때문에 손상이 되면 근육이 약해
진다.
어깨세모근밑 주머니염, 봉우리밑 주머니염, 가시위근 힘줄염,
근육둘레띠 파열, 위팔두갈래근 힘줄염, C6,C7의 신경뿌리염
증, 팔얼기신경 손상, 가슴문증후군의 원인 근육이 될 수 있다.

이는곳 (Origin)	- T7-L5의 가시돌기(SPs T7-L5), - 등허리 근막(Thoracolumbar Fascia) - 엉덩뼈 능선, 엉치뼈 뒤쪽 - 9-12번 갈비뼈(Ribs 9-12)
닿는곳 (Insertion)	위팔의 두갈래근 고랑(Bicipital Groove of Humerus)
동작 (Action)	어깨 모음, 안쪽돌림, 폄, 골반을 앞쪽으로 기울임과 올림, 어깨뼈 내림과 아래돌림
신경 (Nerve)	가슴등신경(Thoracodorsal Nerve(C6, C7, C8))

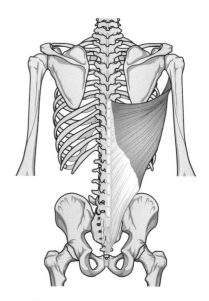

넓은등근(광배근, Latissimus Dorsi)

큰원근(대원근, Teres Major)

이는곳 (Origin)	어깨뼈 가쪽모서리 아래각(Inferior, Lateral Border of Scapula)
닿는곳 (Insertion)	위팔뼈 위팔 두갈래근 고랑의 안쪽선(넓은등근이 닿는 바로 안쪽)(Medial Lip of Bicipital Groove of Humerus)
동작 (Action)	어깨관절 안쪽돌림과 모음, 굽힘에서 폄 어깨뼈 위돌림
신경 (Nerve)	어깨밑신경(Lower Subscapular Nerve(C5, C6, C7))

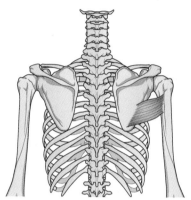

큰원근(대원근, Teres Major)

SSIT(근육둘레띠)

근육둘레띠로 40대 이후 석회화가 일어나며, 굳은어깨증후군(Frozen Shoulder Syndrome), 부딪힘 증후군(Impingement Syndrome), 어깨탈구(Dislocation of Shoulder), 유착관절주머니염(Adhesive Capsulitis),
C6, C7의 신경뿌리증후군(Radicular Syndrome), 팔신경얼기 손상의 원인근육이다.
– 가시위근(극상근, Supraspinatus)
– 가시아래근(극하근, Infraspinatus)
– 작은 원근(소원근, Teres Minor)
– 어깨밑근(견갑하근, Subscapularis)

가시위근(극상근, Supraspinatus)

이는곳 (Origin)	어깨뼈의 가시위 오목(Supraspinous Fossa of Scapula)
닿는곳 (Insertion)	위팔뼈 큰결절(윗면)(Great Tubercle of Humerus(Superior Facet))
동작 (Action)	어깨관절 벌림과 안정화
신경 (Nerve)	어깨위신경(Suprascapular Nerve(C5,C6))

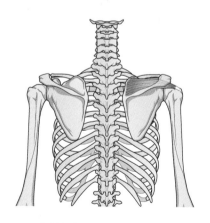

가시위근(극상근, Supraspinatus)

가시아래근(극하근, Infraspinatus)

이는곳 (Origin)	가시아래 오목(Infraspinous Fossa), 어깨뼈 가시의 아래부분(Inferior)
닿는곳 (Insertion)	위팔뼈 큰결절(중간면)
동작 (Action)	어깨관절 가쪽돌림과 안정화
신경 (Nerve)	어깨위신경(Suprascapular Nerve, C5, C6)

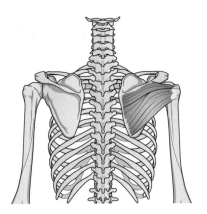

가시아래근(극하근, Infraspinatus)

작은원근(소원근, Teres Minor)

이는곳 (Origin)	어깨뼈의 위가쪽모서리(Superior Lateral Border of Scapula)
닿는곳 (Insertion)	위팔뼈 큰결절(아래면)Greater Tubercle of Humerus(Inferior Facet)
동작 (Action)	어깨관절 가쪽돌림과 안정화, 벌림(약한작용)
신경 (Nerve)	겨드랑신경(Axillary Nerve, C5, C6)

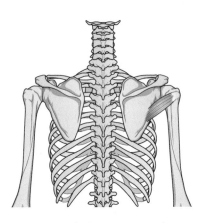

작은원근(소원근, Teres Minor)

어깨밑근(견갑하근, Subscapularis)

이는곳 (Origin)	어깨뼈의 어깨밑 오목(Subscapular Fossa of Scapula)
닿는곳 (Insertion)	위팔뼈 작은 결절(Lesser Tubercle of Humerus)
동작 (Action)	어깨관절 안쪽돌림과 안정화
신경 (Nerve)	위, 아래 어깨밑신경(Upper & Lower Subscapula Nerve(C5,C6))

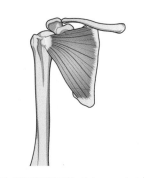

어깨밑근(견갑하근, Subscapularis)

앞톱니근(전거근, Serratus Anterior)

어깨올림근(Levator Scapulae), 갈비사이근(Intercostals), 바깥배빗근(External Oblique)와 연결되어 있으며, 등세모근과 어깨관절 벌림시 관절오목을 회전시키는 역할을 한다. 긴가슴신경이 손상되거나 근육이 약해지면 날개어깨뼈(Winging Scapula)가 생긴다.

이는곳 (Origin)	1~9번 갈비뼈 가쪽면(Ribs 1~9(Lateral Surface))
닿는곳 (Insertion)	어깨뼈 안쪽모서리의 갈비면(Costal Surface of Medial Border of Scapula)
동작 (Action)	– 어깨뼈 내밈(갈비쪽으로 당겨서 흉벽에 밀착시킨다.) – 팔의 굽힘과 모음 동안에 어깨뼈를 돌림시킴.
신경 (Nerve)	긴가슴신경(Long Thoracic Nerve, C5, C6, C7)

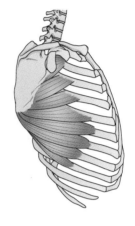

앞톱니근(전거근, Serratus Anterior)

어깨세모근(삼각근, Deltoid)

이는곳 (Origin)	– 빗장뼈 가쪽 1/3, 봉우리(Acromion) – 어깨뼈가시(Lateral 1/3 of Clavicle, Acromion & Spine of Scapula)
닿는곳 (Insertion)	위팔뼈의 세모근 거친면(Deltoid Tuberosity of Humerus)
동작 (Action)	– 어깨관절 벌림 – 굽힘 – 수평모음 – 안쪽돌림(앞섬유) – 폄 – 수평벌림 – 가쪽돌림(뒤섬유)
신경 (Nerve)	겨드랑신경(Axillary Nerve, C5, C6)

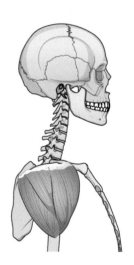

어깨세모근(삼각근, Deltoid)

큰가슴근(대흉근, Pectoralis Major)	
이는곳 (Origin)	– 위섬유 : 빗장뼈 안쪽 1/2(Medial 1/2 of Clavicle) – 중간섬유 : 복장뼈 앞면(Anterior Sternum) – 아래섬유 : 1–6번째 갈비뼈(Costal Cartilage Ribs 1–6)
닿는곳 (Insertion)	두갈래근 고랑의 가쪽선(Lateral Lip Bicipital Groove of Humerus)
동작 (Action)	(어깨관절의 모음과 안쪽돌림, 수평모음, 굽힘) – 빗장가지 : 어깨를 굽힘, 안쪽돌림, 위팔뼈를 반대쪽 어깨를 향해서 수평으로 모음 – 복장갈비가지 : 반대쪽 엉덩관절을 향하여 위팔뼈를 사선으로 모음
신경 (Nerve)	안쪽, 가쪽 가슴근신경(Medial & Lateral Pectoral Nerve)(C8, T1)

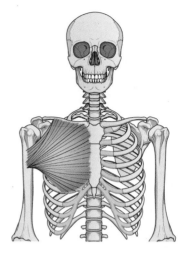

큰가슴근(대흉근, Pectoralis Major)

작은가슴근(소흉근, Pectoralis Minor)	
이는곳 (Origin)	3–5번 갈비뼈(앞가쪽 부분)(Ribs 3–5(Anterior Lateral Portion)
닿는곳 (Insertion)	어깨뼈 부리돌기(Coracoids Process of Scapula)
동작 (Action)	팔을 움직일 때 어깨뼈를 안정화시킴, 어깨뼈를 내리고 아래쪽으로 돌림
신경 (Nerve)	안쪽가슴근신경(Medial Pectoral Nerve(C8, T1))

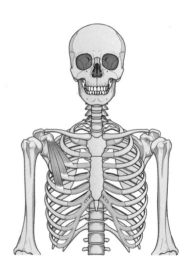

작은가슴근(소흉근, Pectoralis Minor)

빗장밑근(쇄골하근, Subclavius)	
이는곳 (Origin)	제1갈비뼈(1 Rib(Junction of Costocartilage)
닿는곳 (Insertion)	빗장뼈 중간 1/3(빗장뼈 아래면)(Middle 1/3 of Clavicle(Inferior Surface))
동작 (Action)	– 빗장뼈 안정화를 돕고 아래로 당김 – 제1갈비뼈를 올림
신경 (Nerve)	빗장밑근으로 가는 신경(Nerve to Subclavi-us (C5, C6))

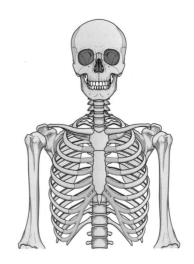

빗장밑근(쇄골하근, Subclavius)

부리위팔근(오훼완근, Coracobrachialis)	
이는곳 (Origin)	어깨뼈의 부리돌기(Coracoids Process of Scapula)
닿는곳 (Insertion)	위팔뼈의 안쪽몸통(중간 1/3)(Medial Shaft of Humerus)
동작 (Action)	– 어깨관절 굽힘과 모음 – 수평모음
신경 (Nerve)	근육피부신경(Musculocutaneous Nerve(C5, C6, C7))

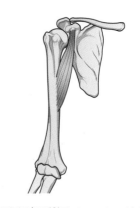

부리위팔근(오훼완근, Coracobrachialis)

2) 팔 근육(Elbow Joint Muscles)

위팔두갈래근(이두근, Biceps Brachii)	팔꿈치근(주근, Anconeus)
위팔세갈래근(삼두근, Triceps Brachii)	손뒤침근(회외근, Supinator)
위팔근(상완근, Brachialis)	원엎침근(원회내근, Pronator Teres)
위팔노근(완요골근, Brachioradialis)	네모엎침근(방형회내근, Pronator Quadratus)

위팔두갈래근(이두근, Biceps Brachii)

팔꿈관절이 굽혀 졌을 때 가장 강한 뒤침근이며, 두갈래근 힘줄염, 근육피부신경 눌림, 봉우리주머니염, 어깨 세모근밑주머니염의 원인근육이다.

이는곳 (Origin)	– 긴갈래 : 관절위 결절(Supraglanoid Tubercle)과 오목테두리(Glenohumeral Labrum) – 짧은갈래 : 어깨뼈의 부리돌기(Coracoid Process of Scapula)
닿는곳 (Insertion)	노뼈 거친면(Radial Tuberosity)과 두갈래근 널힘줄(Bicipital Aponeurosis)
동작 (Action)	– 팔꿈관절 굽힘과 뒤침 – 어깨관절 굽힘 – 어깨관절 앞면의 안정화 – 벌림(긴갈래) – 모음(짧은갈래)
신경 (Nerve)	근육피부신경(Musculocutaneous Nerve(C5, C6))

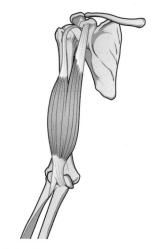

위팔두갈래근(이두근, Biceps Brachii)

위팔세갈래근(삼두근, Triceps Brachii)

테니스팔꿉증(Tennis Elbow), 팔꿈치머리 윤활낭염(Olecranon Bursitis), 가슴문 증후군, 노신경 압박, 봉우리빗장관절 기능장애 등의 원인근육이다.

이는곳 (Origin)	– 긴갈래 : 관절아래 결절, 어깨뼈의 목(Infraglenoid Tubercle & Neck of Scapula) – 가쪽갈래 : 위팔뼈 뒤몸통의 위 1/2(Upper Half of Posterior Surface of Shaft of Humerus) – 깊은갈래 : 위팔뼈뒤몸통(Posterior Shaft of Humerus)
닿는곳 (Insertion)	자뼈팔꿈치머리(Olecranon Process of Ulna)
동작 (Action)	팔꿉관절 폄, 어깨관절 벌림과 폄
신경 (Nerve)	노신경(Radial Nerve(C6, C7, C8)), 겨드랑신경(긴갈래)(Axillary Nerve(Long Head))

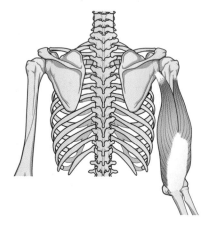

위팔세갈래근(삼두근, Triceps Brachii)

위팔근(상완근, Brachialis)	
이는곳 (Origin)	위팔뼈 앞면 아래 1/2 부분(Anterior Distal 1/2 of Humerus)
닿는곳 (Insertion)	자뼈 거친면과 갈고리돌기(Ulnar Tuberosity & Coronoid Process of Ulna)
동작 (Action)	팔꿈관절 굽힘
신경 (Nerve)	근육피부신경, 노신경(Musculocutaneous & Radial Nerve(C5, C6, C7))

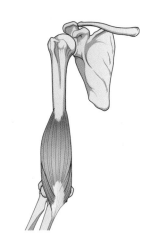

위팔근(상완근, Brachialis)

위팔노근(완요골근, Brachioradialis)	
이는곳 (Origin)	위팔뼈가쪽관절융기위능선(Lateral Supra-condylar Ridge of Humerus)
닿는곳 (Insertion)	노뼈 붓돌기(Styloid Process of Radius)
동작 (Action)	– 팔꿈관절 굽힘 – 아래팔의 엎침과 뒤침
신경 (Nerve)	노신경(Radial Nerve C5, C6)

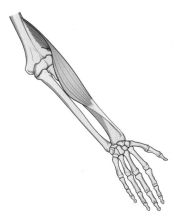

위팔노근(완요골근, Brachioradialis)

팔꿈치근(주근, Anconeus)	
이는곳 (Origin)	위팔뼈가쪽위관절융기(Lateral Epicondyle of Humerus)
닿는곳 (Insertion)	자뼈팔꿈치머리뒤가쪽(Lateral Posterior Olecranon Process)
동작 (Action)	– 팔꿈관절 폄 – 가쪽팔꿈관절 안정화
신경 (Nerve)	노신경(Radial Nerve C6, C7, C8)

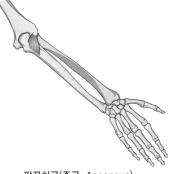

팔꿈치근(주근, Anconeus)

손뒤침근(회외근, Supinator)	
이는곳 (Origin)	위팔뼈가쪽뒤관절융기, 자뼈 뒤침근 능선 (Lateral Epicondyle of Humerus & Supinator Crest of Ulna)
닿는곳 (Insertion)	노뼈 몸쪽 1/3(Proximal 1/3 of Radius)
동작 (Action)	아래팔 뒤침
신경 (Nerve)	노신경(Radial Nerve C6, C7)

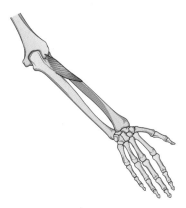

손뒤침근(회외근, Supinator)

원엎침근(원회내근, Pronator Teres)	
이는곳 (Origin)	– 얕은(위팔뼈)갈래 : 안쪽 위관절융기 (Medial Epicondyle Via Common Flexor Tendon) – 깊은(자뼈)갈래 : 자뼈의 갈고리돌기(Coronoid Process of Ulna)
닿는곳 (Insertion)	노뼈의 가쪽면(Lateral Radius Middle of Shaft)
동작 (Action)	아래팔 엎침, 팔꿉관절 굽힘(약함)
신경 (Nerve)	정중신경(Median Nerve(C6, C7))

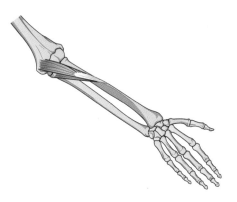

원엎침근(원회내근, Pronator Teres)

네모엎침근(방형회내근, Pronator Quadratus)	
이는곳 (Origin)	자뼈 먼쪽끝 1/4 앞면(Anterior Distal Ulna(Distal 1/4))
닿는곳 (Insertion)	노뼈 먼쪽끝 1/4 앞면(Anterior Distal Radius(Distal 1/4)
동작 (Action)	아래팔 엎침
신경 (Nerve)	정중신경(Median Nerve C7, C8, T1)

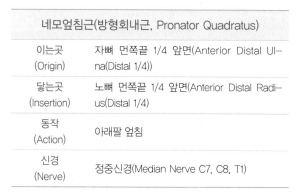
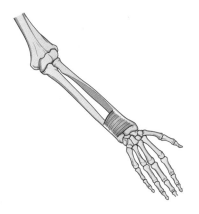

네모엎침근(방형회내근, Pronator Quadratus)

3) 아래팔(Forearm)

긴노쪽손목폄근(장요측수근신근, Extensor Carpi Radialis Longus)	긴손바닥근(장장근, Palmaris Longus)
짧은노쪽손목폄근(단요측수근신근, Extensor Carpi Radialis Brevis)	노쪽손목굽힘근(요측수근굴근, Flexor Carpi Radialis)
자쪽손목폄근(척측수근신근, Extensor Carpi Ulnaris)	자쪽손목굽힘근(척측수근굴근, Flexor Carpi Ulnaris)

긴노쪽손목폄근 (장요측수근신근, Extensor Carpi Radialis Longus)	
이는곳 (Origin)	위팔뼈가쪽관절융기위능선(Lower Lateral Supracondylar Ridge(Below Brachioradialis))
닿는곳 (Insertion)	둘째 손허리뼈 바닥(Base of 2 Metacarpal)
동작 (Action)	− 손목폄 − 손목노쪽굽힘 − 팔꿉관절 굽힘과 뒤침(약함)
신경 (Nerve)	노신경(Radial Nerve C5, C6)

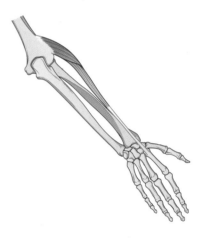

긴노쪽손목폄근
(장요측수근신근, Extensor Carpi Radialis Longus)

짧은노쪽손목폄근 (단요측수근신근, Extensor Carpi Radialis Brevis)	
이는곳 (Origin)	위팔뼈 가쪽 위관절융기(Lateral Epicon-dyle(Common Extensor Tendon))
닿는곳 (Insertion)	셋째 손허리뼈(Base of 3 Metacarpal)
동작 (Action)	− 손목 폄 − 손목노쪽굽힘 − 팔꿉관절 굽힘과 뒤침(약함)
신경 (Nerve)	노신경(Radial Nerve C7, C8)

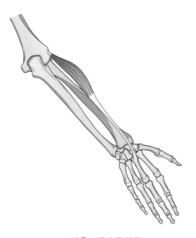

짧은노쪽손목폄근
(단요측수근신근, Extensor Carpi Radialis Brevis)

자쪽손목폄근(척측수근신근, Extensor Carpi Ulnaris)

이는곳 (Origin)	– 위팔쪽머리 : 위팔뼈 가쪽 위관절융기 (Lateral Epicondyle) – 자쪽머리 : 자뼈 뒷면(Posterior Shaft of Ulna)
닿는곳 (Insertion)	다섯째 손허리뼈 바닥(Base of 5 Metacar- pal)
동작 (Action)	– 손목자쪽 굽힘 – 손목 폄 – 팔꿈관절 폄(약함)
신경 (Nerve)	노신경(Radial Nerve C6, C7, C8)

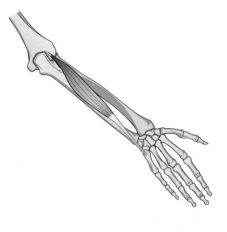

자쪽손목폄근
(척측수근신근, Extensor Carpi Ulnaris)

긴손바닥근(장장근, Palmaris Longus)

이는곳 (Origin)	안쪽 위관절융기(온굽힘근 힘줄 경유) (Medial Epicondyle(Via Common Flexor Tendon))
닿는곳 (Insertion)	– 손바닥 널힘줄(Palmar Aponeurosis) – 굽힘근 지지띠(Flexor Retinaculum)
동작 (Action)	손목굽힘
신경 (Nerve)	정중신경(Median Nerve(C6, C7))

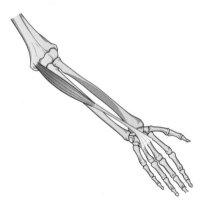

긴손바닥근(장장근, Palmaris Longus)

노쪽손목굽힘근 (요측수근굴근, Flexor Carpi Radialis)	
이는곳 (Origin)	안쪽 위관절융기(온굽힘근 힘줄 경유)(Medial Epicondyle(Via Common Flexor Tendon))
닿는곳 (Insertion)	2, 3째 손허리뼈바닥(Base of 2 and 3 Metacarpals)
동작 (Action)	– 손목굽힘 – 손목노쪽굽힘 – 아래팔의 굽힘과 엎침(약함)
신경 (Nerve)	정중신경(Median Nerve C6, C7)

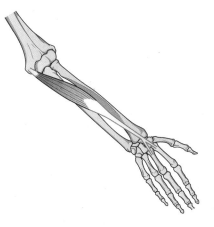

노쪽손목굽힘근
(요측수근굴근, Flexor Carpi Radialis)

자쪽손목굽힘근 (척측수근굴근, Flexor Carpi Ulnaris)	
이는곳 (Origin)	– 위팔갈래 : 안쪽 위관절융기(온굽힘근 힘줄)((Medial Epicondyle)(Common Flexor Tendor)) – 자쪽갈래 : 팔꿈치머리와 자뼈 뒤모서리(Olecranon and Posterior Border of Ulna)
닿는곳 (Insertion)	– 콩알뼈(Pisiform), 갈고리뼈(콩알갈고리 인대 경유)(Hamate Bones(Via Pisohamate Ligament)) – 5번째 손허리뼈 바닥(Base of 5 Metacarpal)(콩알손허리 인대 경유)
동작 (Action)	손목굽힘, 손목자쪽굽힘, 팔꿉관절굽힘(약함), 엄지손가락을 움직일 때 손목을 안정화 시킴
신경 (Nerve)	자신경(Ulnar Nerve C7, C8)

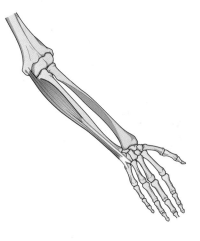

자쪽손목굽힘근
(척측수근굴근, Flexor Carpi Ulnaris)

4) 손(Hand)

근육 (Muscles)	위치 (Location)	동작 (Action)	기능 (Function)
새끼맞섬근 (Opponens Digiti Minimi)	새끼두덩	새끼손가락의 맞섬	쥐기와 손끝집기
짧은새끼굽힘근 (Flexor Digiti Minimi)	새끼두덩	새끼손가락 손허리 손가락관절의 굽힘	둥근 물건 집기
새끼벌림근 (Abductor Digiti Minimi)	새끼두덩	새끼 손가락 벌림	둥근 물건 주위를 감싸기
엄지맞섬근 (Opponens Pollicis)	엄지두덩	엄지의 맞섬, 굽힘	둥근 물건 잡기와 연필 같 은 미세한 잡기

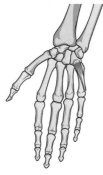

새끼맞섬근
(Opponens Digiti Minimi)

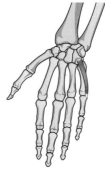

새끼굽힘근
(Flexor Digiti Minimi)

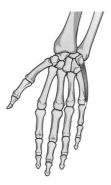

새끼벌림근
(Abductor Digiti Minimi)

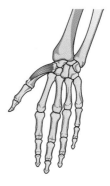

엄지맞섬근
(Opponens Pollicis)

근육(Muscles)	위치(Location)	동작(Action)	기능(Function)
짧은엄지굽힘근 (Flexor Pollicis Brevis)	엄지두덩	첫째 손목손허리관절의 굽힘과 벌림 그리고 첫째 손허리손가락관절의 굽힘, 맞섬	손끝집기와 키나 카드를 고정하기 위한 가쪽 잡기
짧은엄지벌림근 (Abductor Pollicis Brevis)	엄지두덩	엄지벌림, 맞섬	둥굴거나 원통형의 물건 잡기
엄지모음근 (Adductor Pollicis)	손의 중심	첫째 손목손허리관절의 모음과 첫째 손허리손가락관절의 굽힘	잡기와 주먹쥐기
바닥쪽뼈사이근 (Palmar Interosseus)	손의 중심 바닥쪽 : 둘째 – 셋째, 셋째 – 넷째, 넷째 – 다섯째의 손허리뼈와 몸쪽 손가락뼈 사이	– 바닥쪽 : 손허리손가락관절 굽힘, 몸쪽손가락뼈사이관절 폄, 손가락 모음	손가락 엇갈림 굽힘과 손가락 쥠(바닥쪽)과 펼침(등쪽)
등쪽뼈사이근 (Dorsal Interosseus)		– 등쪽 : 손허리손가락관절 굽힘, 몸쪽 손가락뼈 사이관절 폄, 손가락 벌림	
벌레근 (Lumbrical)	둘째 – 다섯째 손허리손가락관절 깊은손가락굽힘근의 힘줄로부터 손의 중심	– 손허리손가락관절 굽힘 – 몸쪽손가락뼈사이관절과 먼쪽손가락사이관절의 폄	손가락 엇갈림 굽힘

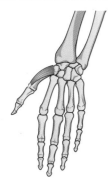

짧은엄지굽힘근
(Flexor Pollicis Brevis)

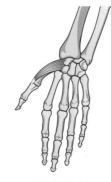

짧은엄지벌림근
(Abductor Pollicis Brevis)

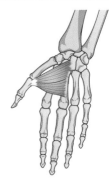

엄지모음근
(Adductor Pollicis)

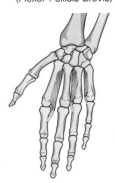

바닥쪽뼈사이근
(Palmar Interosseus)

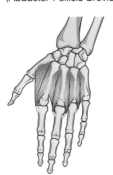

등쪽뼈사이근
(Dorsal Interosseus)

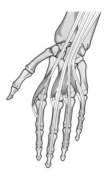

벌레근
(Lumbrical)

4. 엉덩관절과 다리(Hip & Leg)

1) 엉덩관절 근육(Hip Joint Muscles)

엉덩허리근(장요근, Iliopsoas) - 큰허리근과 작은허리근(대, 소요근, Psoas Major & Minor) - 엉덩근(장골근, Iliacus)	속폐쇄근(내폐쇄근, Obturator Internus)
넙다리근막긴장근(대퇴근막장근, Tensor Fasciae Latae)	바깥폐쇄근(외폐쇄근, Obturator Externus)
엉덩정강근막띠(장경인대, Iliotibial Band)	넙다리네모근(대퇴방형근, Quadratus Femoris)
볼기근(둔근, Gluteus) - 큰볼기근(대둔근, Gluteus Maximus) - 중간볼기근(중둔근, Gleteus Medius) - 작은볼기근(소둔근, Gluteus Minimus)	두덩근(치골근, Pectineus)
궁둥구멍근(이상근, Piriformis)	넙다리빗근(봉공근, Sartorius)
위쌍둥이근(상쌍자근, Superior Gemellus)	두덩정강근(박근, Gracilis)
아래쌍둥이근(하쌍자근, Inferior Gemellus)	모음근(Adductor) - 긴, 짧은모음근(장단내전근, Adductor Longus & Brevis) - 큰모음근(대내전근, Adductor Magnus)

엉덩허리근(장요근, Iliopsoas)
- 큰허리근과 작은허리근(대, 소요근, Psoas Major & Minor) - 엉덩근(장골근, Iliacus)

큰허리근과 작은허리근 (대, 소요근, Psoas Major & Minor)	
이는곳 (Origin)	L1-L5 가로돌기, T12-L5 척추뼈 몸통과 척추 사이 원반(TPs of L1-L5, Verteral Bodies of T12-L5 & Intervertebral Discs)
닿는곳 (Insertion)	넙다리뼈의 작은돌기(Lesser Trochanter of Femur)
동작 (Action)	- 엉덩관절의 굽힘과 가쪽돌림 - 척추관절의 굽힘과 가쪽돌림 - 골반 앞쪽 기울임
신경 (Nerve)	허리신경 얼기 배쪽가지 (Lumbar Plexus Ventral Rami, L1, L2, L3)

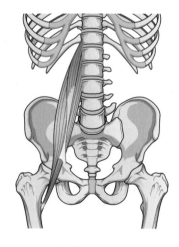

엉덩허리근(장요근, Iliopsoas)

엉덩근(장골근, Iliacus)

이는곳 (Origin)	엉덩오목 안쪽과 엉치날개(Inner Surface of Iliac Fossa & Sacral Ala)
닿는곳 (Insertion)	넙다리뼈 작은 돌기(Lesser Trochanter of Femur)
동작 (Action)	엉덩관절의 굽힘과 가쪽돌림, 골반앞쪽 기울림
신경 (Nerve)	넙다리신경(Femoral Nerve, L2, L3)

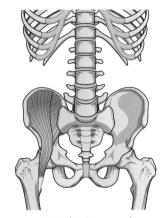

엉덩근(장골근, Ilacus)

넙다리근막긴장근
(대퇴근막장근, Tensor Fasciae Latae)

이는곳 (Origin)	위앞엉덩뼈가시와 엉덩뼈능선의 앞면(Anterior Superior Iliac Spine(ASIS) & Anterior aspect of Iliac Crest)
닿는곳 (Insertion)	엉덩정강근막띠(Iliotibial Band)
동작 (Action)	엉덩 관절의 굽힘, 벌림, 안쪽돌림 골반 앞쪽 기울림 서 있는 동안 넙다리뼈를 지지
신경 (Nerve)	위볼기신경(Superior Gluteal Nerve, L4, L5, S1)

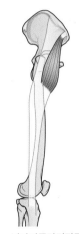

넙다리근막긴장근
(대퇴근막장근, Tensor Fasciae Latae)

엉덩정강근막띠(장경인대, Iliotibial Band)

이는곳 (Origin)	엉덩뼈능선(Iliac Crest) 위앞엉덩뼈가시(ASLS), 큰볼기근(Gluteus Maximus)과 넙다리근막긴장근(TFL) 끝부분 널힘줄로 합쳐짐
닿는곳 (Insertion)	앞가쪽정강뼈결절(Anterolateral Tibial Tubercle, Gerdy's Tubercle)
동작 (Action)	엉덩관절(Hip Joint) 굽힘, 벌림, 안쪽돌림, 무릎관절의 폄
신경 (Nerve)	위볼기신경(Superior Gluteal Nerve, L4, L5, S1)

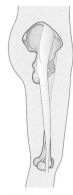

엉덩정강근막띠(장경인대, Iliotibial Band)

볼기근(둔근, Gluteus)	
− 큰볼기근 (대둔근, Gluteus Maximus) − 중간볼기근(중둔근, Gleteus Medius) − 작은볼기근(소둔근, Gluteus Minimus)	

큰볼기근(대둔근, Gluteus Maximus)	
이는곳 (Origin)	뒤엉덩뼈 능선(Posterior Iliac Crest), 엉치뼈 (Sacrum), 꼬리뼈(Coccyx), 엉치결절 인대 (Sacrotuberous Ligament)
닿는곳 (Insertion)	궁둥뼈 결절과 엉덩정강근막띠(Iliotibal Band(ITB) & Gluteal Tuberosity of Femur)
동작 (Action)	− 엉덩관절의 폄과 가쪽돌림 − 벌림(위1/3) − 모음(아래 2/3) − 골반을 뒤쪽으로 기울림
신경 (Nerve)	아래볼기신경(Inferior Gluteal Nerve)(L5, S1, S2)

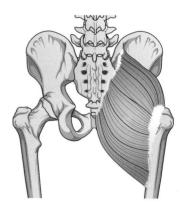

큰볼기근(대둔근, Gluteus Maximus)

중간볼기근(중둔근, Gluteus Medius)	
이는곳 (Origin)	바깥엉덩뼈(Outer Ilium) 앞, 아래 볼기근선 사이(Between Anterior & Posrerior Gluteal Lines)
닿는곳 (Insertion)	큰돌기(Greater Trochanter) 위가쪽면(Suoerior & Lateral Surface)
동작 (Action)	엉덩관절 벌림, 굽힘과 안쪽돌림(앞섬유), 폄과 가쪽돌림(뒤섬유), 골반 안정화와 보행시 하지가 쳐지는 것을 막음
신경 (Nerve)	위볼기 신경(Superior Gluteal Nerve(L4, L5, S1))

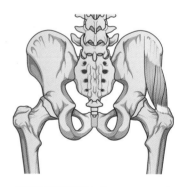

중간볼기근(중둔근, Gleteus Medius)

작은볼기근(소둔근, Gluteus Minimus)	
이는곳 (Origin)	바깥엉덩뼈(Outer Ilium) 앞, 아래 볼기선 사이(Between Anterior & Inferior Gluteal Lines)
닿는곳 (Insertion)	큰돌기(Great Trochanter) 앞면(Anterior Surface)
동작 (Action)	− 엉덩관절 벌림 − 굽힘과 안쪽돌림(앞섬유) − 폄과 가쪽돌림(뒤섬유) − 골반 안정화와 보행시 하지가 쳐지는 것을 막음
신경 (Nerve)	위볼기 신경(Superior Gluteal Nerve(L4, L5, S1))

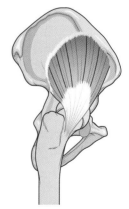

작은볼기근(소둔근, Gluteus Minimus)

궁둥구멍근(이상근, Piriformis)

이는곳 (Origin)	엉치뼈 앞면(가끔 엉치결절인대)(Anterior Sacrum(Occasionally Sacrotuberous Ligament))
닿는곳 (Insertion)	큰돌기(Great Trochanter) 위안쪽면(Superiomedial Surface)
동작 (Action)	엉덩 관절의 가쪽돌림 무릎 굽혀졌을 때 엉덩관절 벌림
신경 (Nerve)	궁둥구멍근으로 가는 신경(Nerve to Piriformis L5, S1, S2)

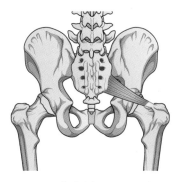

궁둥구멍근(이상근, Piriformis)

위쌍둥이근(상쌍자근, Superior Gemellus)
아래쌍둥이근(하쌍자근, Inferior Gemellus)

이는곳 (Origin)	– 위쌍둥이근 : 궁둥뼈 가지(ischial spine) – 아래쌍둥이근 : 궁둥뼈 결절 윗면(Ischial Tuberosity)
닿는곳 (Insertion)	– 큰돌기(Great Trochanter) – 중간부분(Medial surface)
동작 (Action)	– 엉덩 관절의 가쪽돌림 – 무릎 굽혀졌을 때 엉덩관절 벌림
신경 (Nerve)	속폐쇄근으로 가는 신경(Nerve to Obturator Internus L5, S1, S2)

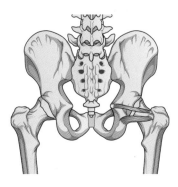

위쌍둥이근(상쌍자근, Superior Gemellus)
아래쌍둥이근(하쌍자근, Inferior Gemellus)

속폐쇄근(내폐쇄근, Obturator Internus)

이는곳 (Origin)	폐쇄구멍(Obturater Foramen)과 폐쇄막(Obturater Membrane) 골반의 안쪽 뒷면(Internal/Posterior Surface of Pelvis)
닿는곳 (Insertion)	– 큰돌기(Great Trochanter) – 안쪽 면(Medial Aspect)
동작 (Action)	– 엉덩 관절의 가쪽돌림 – 무릎 굽혀졌을 때 엉덩관절 벌림
신경 (Nerve)	속폐쇄근으로 가는 신경(Nerve to Obturator Internus L5, S1, S2)

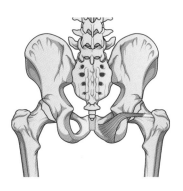

속폐쇄근(내폐쇄근, Obturator Internus)

바깥폐쇄근(외폐쇄근, Obturator Externus)

이는곳 (Origin)	폐쇄구멍(Obturator Foramen)과 폐쇄막(Obturator Membrane)의 바깥/앞 면
닿는곳 (Insertion)	넙다리뼈의 오목돌기(Trochanteric Fossa of Femur)
동작 (Action)	엉덩 관절의 가쪽돌림, 엉덩관절 벌림(약함)
신경 (Nerve)	폐쇄신경(Obturator Nerve, L2, L3, L4)

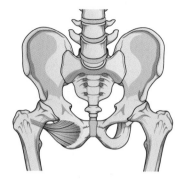

바깥폐쇄근
(외폐쇄근, Obturator Externus)

넙다리네모근(대퇴방형근, Quadratus Femoris)

이는곳 (Origin)	궁둥뼈 결절(Ischial Tuberosity) 가쪽
닿는곳 (Insertion)	넙다리뼈 돌기사이 능선(Intertrochantric Crest of Femur)
동작 (Action)	– 엉덩 관절의 가쪽돌림 – 엉덩관절 벌림(약함)
신경 (Nerve)	넙다리네모근으로 가는 신경(Nerve to Femoris L4, L5, S1)

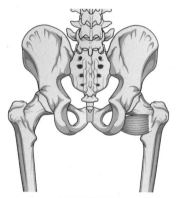

넙다리네모근
(대퇴방형근, Quadratus Femoris)

두덩근(치골근, Pectineus)

이는곳 (Origin)	두덩뼈의 두덩근선(Pectineal Line of Pubis)
닿는곳 (Insertion)	넙다리뼈 뒷면의 작은돌기 바로 아래 두덩근선(Pectineal Line of Femur(Just Below Lesser Trochanter on Posterior Aspect of Femur)
동작 (Action)	엉덩관절의 모음과 굽힘
신경 (Nerve)	– 넙다리신경(Femoral Nerve, L2, L3)과 – 폐쇄신경(Obturator Nerve, L2, L3, L4)

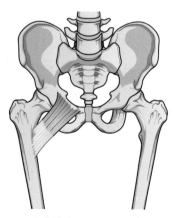

두덩근(치골근, Pectineus)

넙다리빗근(봉공근, Sartorius)

이는곳 (Origin)	위앞엉덩뼈가시(Anterior Superior Iliac Spine(ASIS))
닿는곳 (Insertion)	정강뼈의 몸쪽안쪽면(Proximal Anteromedial Tibia(Pes Anserine))
동작 (Action)	– 엉덩관절의 굽힘, 벌림, 가쪽돌림 – 무릎관절의 굽힘 – 골반 앞쪽 기울임
신경 (Nerve)	넙다리신경(Femoral Nerve, L2, L3)

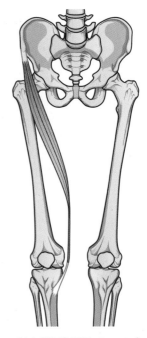

넙다리빗근(봉공근, Sartorius)

두덩정강근(박근, Gracilis)

이는곳 (Origin)	두덩뼈 몸통과 두덩아래가지(Body & Inferior Ramus of Pubis)
닿는곳 (Insertion)	정강뼈의 몸쪽 앞 안쪽면(Proximal Anterior Medial Tibia)
동작 (Action)	– 엉덩관절의 모음과 굽힘 – 무릎관절의 굽힘과 안쪽돌림
신경 (Nerve)	폐쇄신경(Obturator Nerve, L2, L3, L4)

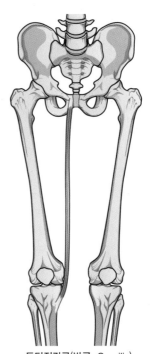

두덩정강근(박근, Gracilis)

모음근(Adductor)	
– 긴,짧은 모음근(장단내전근, Adductor Longus & Brevis)	
– 큰 모음근 (대내전근, Adductor Magnus)	

긴, 짧은모음근
(장, 단내전근, Adductor Longus & Brevis)

이는곳 (Origin)	짧은 : 두덩뼈 몸통과 두덩 아래 가지의 앞면 (Body & Inferior Ramus of Pubis) 긴 : 두덩뼈(Pubis) 앞면
닿는곳 (Insertion)	짧은 : 넙다리뼈(Linea Aspera) 거치선의 안쪽선 몸쪽 1/3 긴 : 넙다리뼈 거치선의 안쪽선 중간 1/3
동작 (Action)	– 엉덩관절의 모음과 굽힘 – 넙다리의 가쪽돌림
신경 (Nerve)	폐쇄신경(Obturator Nerve, L2, L3, L4)

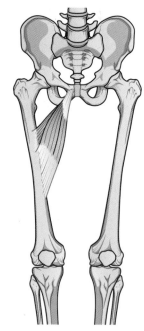

긴, 짧은모음근
(장, 단내전근, Adductor Longus & Brevis)

큰모음근(대내전근, Adductor Magnus)

이는곳 (Origin)	– 앞갈래 : 두덩아래 가지와 엉덩뼈 가지(Infe- rior Pubic Ramus & Ischial Ramus) – 뒤갈래 : 엉덩 결절(Ischial Tuberosity)
닿는곳 (Insertion)	– 앞갈래 : 넙다리뼈의 거치선(Linea Aspera) – 뒤갈래 : 넙다리뼈의 모음근 결절(Adductor Tubercle of Femur)
동작 (Action)	– 엉덩관절의 모음과 폄 – 넙다리의 가쪽돌림(앞갈래)
신경 (Nerve)	– 앞갈래 : 폐쇄신경(Obturator Nerve, L2, L3, L4) – 뒤갈래 : 궁둥신경(Sciatic Nerve)의 정강 신경가지(Tibial Division, L4, L5)

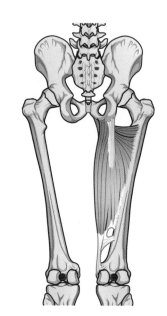

큰모음근 (대내전근, Adductor Magnus)

2) 넙다리 & 무릎관절 근육(Thigh & Knee Joint Muscles)

넙다리네갈래근(대퇴사두근, Quadriceps Femoris)
– 넙다리곧은근(대퇴직근, Rectus Femoris)
– 가쪽넓은근(외측광근, Vastus Lateralis)
– 가운데넓은근(중간광근, Vastus Intermedius)
– 안쪽넓은근(내측광근, Vastus Medialis)

넙다리두갈래(대퇴이두근, Biceps Femoris)

넙다리뒤근(슬곡근, Hamstring)
– 반막모양근(반막상근, Semimembranosus)
– 반힘줄모양근(반건상근, Semitendinosus)

넙다리네갈래근		
– 넙다리곧은근(대퇴직근, Rectus Femoris)		
– 가쪽넓은근(외측광근, Vastus Lateralis)		
– 가운데넓은근(중간광근, Vastus Intermedius)		
– 안쪽넓은근(내측광근, Vastus Medialis)		

넙다리곧은근(대퇴직근, Rectus Femoris)	
이는곳 (Origin)	– 앞갈래 : 아래앞엉덩뼈가시(Anterior Inferior Iliac Spine(AIIS) – 뒤갈래 : 절구위쪽 가장자리(Superior to Rim of Acetabulum)
닿는곳 (Insertion)	정강뼈 결절(Tibial Tuberosity)
동작 (Action)	– 무릎관절 폄 – 엉덩관절 굽힘
신경 (Nerve)	넙다리신경(Femoral Nerve)

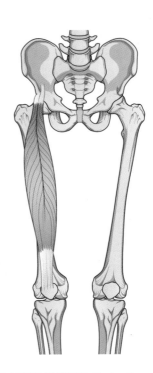

넙다리곧은근(대퇴직근, Rectus Femoris)

가쪽넓은근(외측광근, Vastus Lateralis)	
이는곳 (Origin)	거친선의 가쪽 돌기 사이능선과 가쪽 근육 사이막(Lateral Lip Linea Aspera(Also Intertrochanteric Line & Lateral Intermuscular Septum))
닿는곳 (Insertion)	정강뼈 결절(Tibial Tuberosity)
동작 (Action)	무릎관절 폄
신경 (Nerve)	넙다리신경(Femoral Nerve, L2, L3, L4)

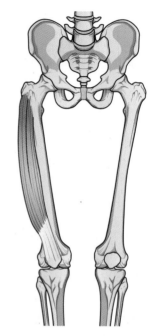

가쪽넓은근(외측광근, Vastus Lateralis)

가운데넓은근(중간광근,Vastus Intermedius)	
이는곳 (Origin)	넙다리뼈의 앞가쪽영역(Anterior Lateral Surface of Femur)
닿는곳 (Insertion)	정강뼈 결절(Tibial Tuberosity)
동작 (Action)	무릎관절 폄
신경 (Nerve)	넙다리신경(Femoral Nerve, L2, L3, L4)

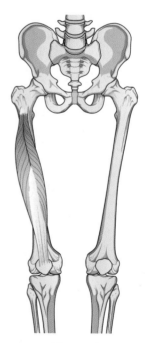

가운데넓은근
(중간광근, Vastus Intermedius)

안쪽넓은근(내측광근, Vastus Medialis)

이는곳 (Origin)	거친선 안쪽선(Medial Lip of Linea Asper-a(Intertrochanteric Line)
닿는곳 (Insertion)	정강뼈 결절(Tibial Tuberosity)
동작 (Action)	무릎관절 폄
신경 (Nerve)	넙다리신경(Femoral Nerve, L2, L3, L4)

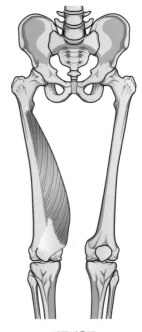

안쪽넓은근
(내측광근, Vastus Medialis)

넙다리두갈래근(대퇴이두근, Biceps Femoris)

이는곳 (Origin)	– 긴갈래 : 엉치결절(Ischial Tuberosity) – 짧은갈래 : 넙다리뼈 거친선의 가쪽선 (Lateral Lip of Linea Aspera)
닿는곳 (Insertion)	종아리뼈 머리(Head of Fibula)
동작 (Action)	– 무릎관절 굽힘(긴갈래, 짧은갈래 둘 다) – 엉덩관절 폄(긴갈래만) – 무릎을 굽혔을 때 무릎관절의 가쪽돌림

신경
(Nerve)
	– 긴갈래 : 궁둥신경(Sciatic Nerve)의 정강
	  신경가지(Tibial Division, L5, S1, S2)
	– 짧은갈래 : 궁둥신경의 온종아리신경가지
	  (Common Peroneal Division, S1, S2)

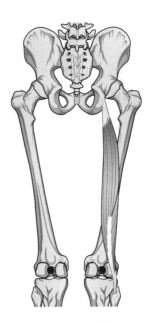

넙다리두갈래
(대퇴이두근, Biceps Femoris)

넙다리뒤근(슬괵근, Hamstring)

- 반막모양근(반막상근, Semimembranosus)
- 반힘줄모양근(반건상근, Semitendinosus)

반막모양근(반막상근, Semimembranosus)

이는곳 (Origin)	엉치결절(Ischial Tuberosity)
닿는곳 (Insertion)	정강뼈 안쪽관절돌기(Medial Tibial Condyle)의 뒤쪽 안쪽면(Posterior Medial Aspect)
동작 (Action)	무릎관절 굽힘, 앞엉덩관절 폄 무릎을 굽혔을 때 무릎관절의 안쪽돌림
신경 (Nerve)	궁둥신경(Sciatic Nerve)의 정강신경가지(Tibial Division, L5, S1, S2)

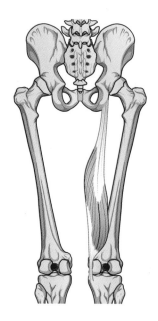

반막근(반막상근, Semimembranosus)

반힘줄모양근(반건상근, Semitendinosus)

이는곳 (Origin)	엉치결절(Ischial Tuberosity)
닿는곳 (Insertion)	정강뼈 몸쪽의 앞안쪽 면(Proximal Anterior Medial Tibia)
동작 (Action)	- 무릎관절 굽힘 - 엉덩관절 폄 - 무릎을 굽혔을 때 무릎관절의 안쪽돌림
신경 (Nerve)	궁둥신경(Sciatic Nerve)의 정강신경가지 (Tibial Division, L5, S1, S2)

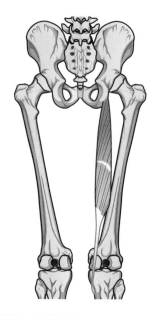

반힘줄모양근(반건상근, Semitendinosus)

3) 다리 & 발 근육(Leg & Ankle)

장딴지근(비복근, Gastrocnemius)	앞정강근(전경골근, Tibialis Anterior)
가자미근(가자미근, Soleus)	긴발가락폄근(장지신근, Extensor Digitorum Longus)
뒤정강근(후경골근, Tibialis Posterior)	긴엄지폄근(장무지신근, Extensor Hallucis Longus)
오금근(슬와근, Popliteus)	셋째종아리근(제삼비골근, Fibularis Tertius)
긴발가락굽힘근(장지굴근, Flexor Digitorum Longus)	긴종아리근(장비골근, Fibularis Longus)
긴엄지굽힘근(장무지굴근, Flexor Hallucis Longus)	짧은종아리근(단비골근, Fibularis Brevis)

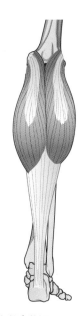

장딴지근(비복근, Gastrocnemius)	
이는곳 (Origin)	– 안쪽갈래 : 넙다리뼈 뒷면의 안쪽관절돌기 위쪽(Above Medial Condyle of Femur) – 가쪽갈래 : 넙다리뼈 뒷면의 가쪽관절돌기 위쪽(Above Lateral Condyle of Femur)
닿는곳 (Insertion)	발뒤꿈치뼈(Calcaneus)
동작 (Action)	– 발의 발바닥쪽굽힘 – 무릎관절 굽힘과 발의 안쪽번짐(약함)
신경 (Nerve)	정강신경(Tibial Nerve, S1, S2)

장딴지근(비복근, Gastrocnemius)

가자미근(가자미근, Soleus)	
이는곳 (Origin)	정강뼈의 가자미근선(Soleal Line of Tibia)과 위쪽종아리뼈(Upper Fibula)
닿는곳 (Insertion)	발뒤꿈치뼈(Calcaneus)
동작 (Action)	– 발의 발바닥쪽굽힘 – 발의 안쪽번짐(약함)
신경 (Nerve)	정강신경(Tibial Nerve S1, S2)

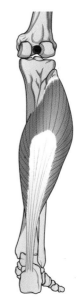

가자미근(가자미근, Soleus)

뒤정강근(후경골근, Tibialis Posterior)	
이는곳 (Origin)	정강뼈와 종아리뼈 뒤쪽 몸쪽 2/3지점과 (Posterior Proximal 2/3 Oftibia) 뼈사이막(Interosseous Membrane)
닿는곳 (Insertion)	발배뼈와 안쪽 쐐기뼈(Navicular & Medial Cuneiform)
동작 (Action)	발의 발바닥쪽 굽힘과 안쪽번짐(Plantar Flexion & Inversion of Foot)
신경 (Nerve)	정강신경(Tibial Nerve, L4, L5, S1)

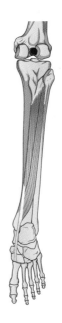

오금근(슬와근, Popliteus)

이는곳 (Origin)	넙다리뼈 가쪽관절융기(Lateral Condyle of Femur Condyle)
닿는곳 (Insertion)	정강뼈 뒤몸쪽(가자미근선 위 안쪽)(Proximal Posterior Tibia(Medial Side Above Soleal Line))
동작 (Action)	– 무릎관절을 느슨하게 함 – 넙다리뼈의 가쪽돌림이나 정강뼈의 안쪽돌림 – 무릎관절 굽힘
신경 (Nerve)	정강신경(Tibial Nerve, S1, S2)

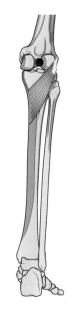

오금근(슬와근, Popliteus)

긴발가락굽힘근(장지굴근, Flexor Digitorum Longus)

이는곳 (Origin)	정강뼈 뒤중간 1/3지점(Posterior Middle 1/3 of Tibia)
닿는곳 (Insertion)	2–5째 끝마디발가락뼈 바닥부(Base of Distal Phalanges 2–5)
동작 (Action)	– 2–5째 발가락 굽힘(발허리발가락관절과 발가락뼈사이관절) – 발바닥굽힘과 발의 안쪽번짐(약함)
신경 (Nerve)	정강신경(Tibial Nerve L4, L5, S1)

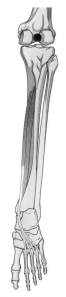

긴발가락굽힘근
(장지굴근, Flexor Digitorum Longus)

긴엄지굽힘근(장무지굴근, Flexor Hallucis Longus)

이는곳 (Origin)	– 종아리뼈 뒷면아래 2/3지점과(Posterior Inferior 2/3 of Fibula) – 뼈사이막(Interosseous Membrane)
닿는곳 (Insertion)	엄지 끝마디뼈(Distal Phalanx of Big Toe)
동작 (Action)	– 엄지 발가락 굽힘(발허리발가락관절과 발가락뼈사이관절) – 발바닥굽힘과 발의 안쪽번짐(약함)
신경 (Nerve)	정강신경(Tibial Nerve, L5, S1, S2)

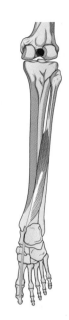

긴엄지굽힘근
(장무지굴근, Flexor Hallucis Longus)

앞정강근(전경골근, Tibial Anterior)

이는곳 (Origin)	정강뼈 앞몸쪽(가쪽관절융기) 정강뼈 몸쪽 앞가쪽2/3, 뼈사이막(Tibial Lateral Condyle Proximal 2/3 of Anterolateral Surface of Tibia & Interosseous Membrane)
닿는곳 (Insertion)	안쪽 쐐기뼈(Medial Cuneiform)와 제1발허리뼈바닥(Base of 1 st Metatarsal)
동작 (Action)	발목의 발등굽힘과 안쪽번짐
신경 (Nerve)	깊은 종아리 신경(Deep Peroneal Nerve, L4, L5, S1)

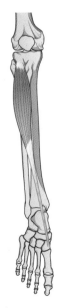

앞정강근(전경골근, Tibialis Anterior)

긴발가락폄근(장지신근, Extensor Digitorum Longus)

이는곳 (Origin)	− 정강뼈 가쪽위관절융기(Lateral Epicon-dyle of Tibia) − 종아리뼈 앞쪽 중간1/4 지점(Anterior Middle 1/4 of Fibula) − 뼈사이막(Interosseous Membrane)
닿는곳 (Insertion)	둘째~다섯째 발가락의 등쪽을 따라 내려와 두개의 힘줄로 나뉘어 중간 먼쪽 발가락뼈(Dorsal Surface of Digits 2-5(Middle and Distal Phalange))
동작 (Action)	발목관절에서 앞정강근을 받쳐줌
신경 (Nerve)	깊은 종아리 신경(Deep Peroneal Nerve, L4, L5, S1)

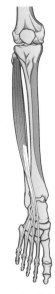

긴발가락폄근
(장지신근, Extensor Digitorum Longus)

긴엄지폄근(장무지신근, Extensor Hallucis Longus)

이는곳 (Origin)	종아리뼈 앞쪽 중간1/3 지점과(Anterior Mid-dle 1/3 of Fibula) 뼈사이막(Interosseous Membrane)
닿는곳 (Insertion)	엄지 끝마디뼈의 등쪽 바닥면(Base of Distal Phalanx of Big Toe)
동작 (Action)	엄지발허리 발가락관절과 발가락뼈사이관절의 폄. 발의 발등굽힘과 안쪽번짐
신경 (Nerve)	깊은 종아리 신경(Deep Peroneal Nerve, L4, L5, S1)

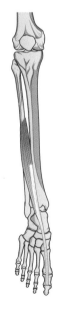

긴엄지폄근
(장무지신근, Extensor Hallucis Longus)

셋째종아리근(제삼비골근, Fibularis Tertius)

이는곳 (Origin)	종아리뼈 앞면쪽 1/3지점(Distal 1/3 of Anterior Fibula)
닿는곳 (Insertion)	5째 발허리뼈 등쪽 바닥면(Base of 5 Metatarsal)
동작 (Action)	발의 발등굽힘과 가쪽번짐
신경 (Nerve)	깊은 종아리 신경(Deep Peroneal Nerve, L5, S1)

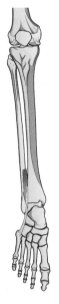

셋째종아리근(제삼비골근, Fibularis Tertius)

긴종아리근(장비골근, Fibularis Longus)

이는곳 (Origin)	종아리뼈 머리와 몸쪽가쪽면(Head & Proximal Shaft of Fibula)
닿는곳 (Insertion)	안쪽 쐐기뼈(Medial Cuneiform)와 엄지발허리뼈 바닥면(Base of 1 Metatarsal)(Plantar Surfaces)
동작 (Action)	발의 가쪽번짐과 발바닥쪽굽힘
신경 (Nerve)	얕은 종아리신경(Superficial Peroneal Nerve, L5, S1)

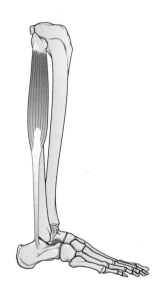

긴종아리근(장비골근, Fibularis Longus)

짧은종아리근(단비골근, Fibularis Brevis)	
이는곳 (Origin)	종아리뼈 먼쪽가쪽면 1/2지점(Distal Lateral 1/2 of Fibula)
닿는곳 (Insertion)	5째 발허리뼈의 바닥면(바깥면)(Base of 5 Metatarsal)
동작 (Action)	발의 가쪽번짐과 발바닥쪽굽힘
신경 (Nerve)	얕은 종아리신경(Superficial Peroneal Nerve, L5, S1)

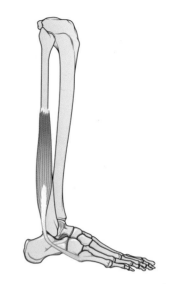

짧은종아리근(단비골근, Fibularis Brevis)

4) 발(Foot)

근육(Muscles)	위치(Location)	동작(Action)	기능(Function)
짧은발가락폄근 (Extensor Digitorum Brevis)	이는곳 : 가쪽과 등쪽발꿈치뼈 닿는곳 : 2-4발가락의 등쪽 널힘줄	발가락 폄	보행 동안 2-4발가락을 들어 올림 발등굽힘을 보조
짧은엄지폄근 (Extensor Hallucis Brevis)	이는곳 : 등쪽 발꿈치뼈 닿는곳 : 첫째 먼쪽 발가락의 바닥	엄지 발가락폄	보행동안 엄지발가락을 들어 올림 발등굽힘을 보조
등쪽뼈사이근 (Dorsal Interossei)	이는곳 : 발허리뼈의 마주보는 면 닿는곳 : 몸쪽 발가락뼈와 등쪽발 가락 확장부	발가락 벌림	균형을 위해 발과 발가락의 위 치를 조절
발바닥쪽뼈사이근 (Plantaris Interossei)	이는곳 : 발허리뼈 3-5의 바닥과 안쪽면 닿는곳 : 몸쪽 발가락 3-5뼈 바닥 의 안쪽면	3-5발가락 모음	균형을 위해 발과 발가락의 위 치를 조절

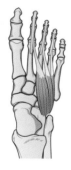

짧은발가락폄근(Extensor Digitorum Brevis)

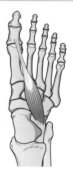

짧은엄지폄근(Extensor Hallucis Brevis)

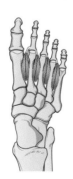

등쪽뼈사이근(Dorsal Interossei)

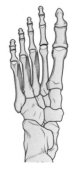

발바닥쪽뼈사이근(Plantaris Interossei)

근육(Muscles)	위치(Location)	동작(Action)	기능(Function)
벌레근 (Lumbricalis Pedis)	이는곳 : 긴발가락굽힘근의 힘줄 닿는곳 : 2-5발가락의 등쪽발가락 안쪽으로의 확장부	발허리발가락 관절을 굽힘. 발가락뼈사이 관절 폄	균형을 위해 발과 발가락의 위치를 조절한다.
새끼벌림근 (Abductor Digiti Minimi)	이는곳 : 발바닥널힘줄의 결절 닿는곳 : 다섯째 몸쪽 발가락의 바닥	다섯째 발가락 벌림과 굽힘	발의 뒤침을 도와준다.
짧은새끼굽힘근 (Flexor Digiti Minimi Brevis)	이는곳 : 다섯째 허리뼈의 바닥과 긴종아리근 힘줄집 닿는곳 : 다섯째 발가락의 몸쪽 발가락뼈	새끼 발가락 굽힘	균형을 위해 발가락의 위치를 조절한다.
엄지모음근 (Adductor Hallucis)	이는곳 : – 2~4 발허리뼈의 바닥(경사머리) – 3~5 발허리뼈의 인대(가로머리) 닿는곳 : 가쪽 종자뼈와 첫 번째 몸쪽 발가락뼈의 바닥	엄지 발가락 모음	균형을 위해 엄지발가락의 위치를 조절한다.

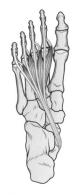

벌레근(Lumbrical Pedis)

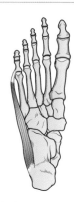

새끼벌림근(Abductor Digiti Minimi)

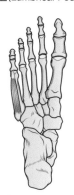

짧은새끼굽힘근(Flexor Digiti Minimi Brevis)

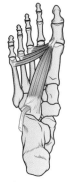

엄지모음근(Adductor Hallucis)

근골격계 진단과 평가

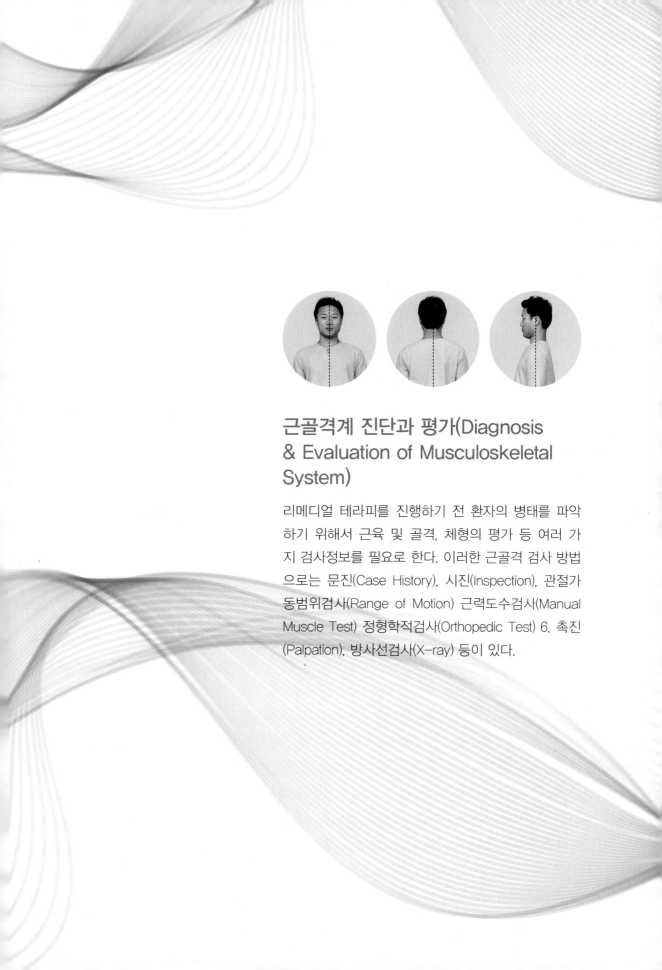

근골격계 진단과 평가(Diagnosis & Evaluation of Musculoskeletal System)

리메디얼 테라피를 진행하기 전 환자의 병태를 파악하기 위해서 근육 및 골격, 체형의 평가 등 여러 가지 검사정보를 필요로 한다. 이러한 근골격 검사 방법으로는 문진(Case History), 시진(Inspection), 관절가동범위검사(Range of Motion) 근력도수검사(Manual Muscle Test) 정형학적검사(Orthopedic Test) 6. 촉진(Palpation), 방사선검사(X-ray) 등이 있다.

CHAPTER 01
문진(Case History)

환자가 가지고 있는 통증의 원인을 정확하게 진단하기 위하여 현재의 손상과 과거병력에 대한 병력청취는 매우 중요하다. 특히 이러한 요소로 활용되는 환자의 병력 청취는 확실히 신뢰할 수 있는 것만을 받아들이고 기록하여야 한다.

환자가 가지고 있는 근골격계 관련 통증의 원인이 급성인지 만성인지에 따라서 치료의 접근과 예후 및 관리에 큰 차이가 있기에 통증의 급성 및 만성의 여부를 판단하는 것이 가장 우선순위가 되어야 한다.

환자의 통증 원인이 급성인지 만성인지를 구분해 내는데 핵심이 되는 문진상의 답변으로는 환자가 아프기 시작한 시점을 정확하게 기억하는 경우 대부분 급성의 요인이 많으며, 아프기 시작한 시점을 정확하게 기억하지 못하고 막연하게 기억하는 경우 만성의 원인이 대부분이다. 예를 들면 환자가 어느 시점에서 물건을 들다가 삐긋하거나, 교통사고와 같은 외부의 충격에 의해 통증이 시작되었다면 이는 급성에 의한 통증이 원인이 되었다고 볼 수 있으며, 반대로 어느 시점부터 간헐적으로 이유 없이 발생되던 통증이 시간이 지남에 따라 통증의 빈도 및 강도가 점차 증가되어 나타나는 형태로 보여 진다면 이는 만성에 의한 통증이 원인이 되었다고 할 수 있다.

급성 통증의 경우 발병 후 기간이 오래 되지 않은 상태라면 정확한 원인 진단으로 치료 접근이 되었을 경우, 예후의 경과는 매우 좋으며, 다시 급성의 원인이 발생되지 않는 한 재발될 확률 또한 적다.

하지만 만성의 경우는 다르다. 대부분 만성 통증의 경우 습관, 환경, 직업적인 요인 등이 영향을 주어 발생된 경우 이므로 정확한 원인진단이 되어 치료 접근이 된다하더라도 통증의 원인을 제공한 습관, 환경, 직업적인 요인이 100% 개선되지 않는 한 치료의 예후는 좋지 않으며 다시 재발될 확률 또한 높다. 이러한 연유로 치료자는 문진상에서 환자의 통증이 급성인지 만성인지를 평가하여 만성의 경우 치료 뿐 아니라 환경개선 및 운동 처방까지 적용하고, 일정한 간격으로 몸 상태를 체크하여 통증이 다시 재발되는 것을 예방하여

야 한다. 또한 근골격계 질환을 생각하고 방문한 환자가 문진상에서 (표 1–1)과 같은 문제로 의심되는 "위험한 적색신호" 증상이 나타난 것을 이야기 할 경우 필히 전문 의료기관을 통하여 정확한 진단을 받도록 하는 것이 매우 중요하다.

표 1–1. 의사에게 의뢰해야 하는 환자 병력상의 '위험한(적색) 신호'

암	· 밤에 지속적인 통증 · 신체의 어느 곳이든지 지속적으로 나타나는 통증 · 이유 없는 체중감소[예 : 2주 혹은 2주 내에 4. 5~6. 8kg(10~15lb)] · 식욕상실 · 이상한 혹(덩어리) 또는 종양 · 이유 없는 피로
심혈관계	· 짧은 호흡 · 현기증 · 가슴 통증 또는 짓눌린 중압감 · 신체의 여기저기의 맥박성 통증(Pulsating Pain) · 지속적이고 심한 종아리(다리) 혹은 팔의 통증 · 발의 변색 또는 심한 통증 · 종창(손상의 병력 없는)
위장/ 비뇨기계	· 빈번한 심한 복부통 · 빈번한 가슴앓이 또는 소화불량 · 빈번한 메스꺼움 또는 구토 · 방광 기능 변화 혹은 문제(예 : 요도감염) · 특이한 월경불순
기타	· 발열 또는 밤의 발한 · 최근의 격심한 감정 동요 · 손상의 병력이 없는 관절에서의 종창 또는 발적 · 임신
신경학적	· 청력변화 · 손상 병력 없는 빈번하거나 심한 두통 · 연하곤란이나 발음의 변화 · 시력변화(예 : 흐려지거나 시각상실) · 균형이나 협응작용의 장애 또는 낙상 · 잠시 혼미(갑작스런 기절) · 갑작스런 쇠약증

Data from Stith JS, Sahrmann SA, et al: Curriculum to prepare diagnosticians in physical therapy, J Phys Ther Educ 9:50, 1995

위와 같은 위험한 증상이 나타나지 않는 일반적인 근골격계 환자들의 문진의 경우 기본적으로 체크해야할 내용은 다음과 같다.

1. 환자의 나이와 성별은?
2. 환자의 직업 및 작업환경은 어떤가?
3. 환자가 원하는 도움은 무엇인가?
4. 외상(큰 손상)을 입었거나, 어떠한 반복적인 활동(미세손상)이 있었나?
5. 발병은 갑자기 나타났는가, 서서히 나타났는가?
6. 어디에 고통스러운 증상이 나타나는가?
7. 환자가 호소하는 통증 또는 그 외 다른 증상들이 나타나는 곳이 어디인가?
8. 통증을 유발하는 움직임 또는 활동은 무엇인가?
9. 얼마나 오랫동안 문제가 지속되었는가?
10. 이전에도 지금과 같은 상태(증상)를 경험한 적이 있는가?
11. 통증이나 그 외의 또 다른 증상의 강도, 지속시간, 그리고 주기가 증가하는가?
12. 통증의 발생이 지속적인가, 주기적인가, 일시적(특정한 행동을 할 때 우발적으로 발생하는) 또는 가끔 일어나는가?
13. 통증이 휴식, 활동, 특별한 자세, 내장기능, 하루 중 특정시간과 관련이 있는가?
14. 어떤 유형과 질(Quality)의 통증이 나타나는가?
15. 어떤 종류의 감각을 느끼고, 어느 곳에 이상감각이 나타나는가?
17. 환자는 어떠한 양측성 척수신경 증상이나 실신 또는 갑작스럽게 쓰러지는 사고(Drop Attacks)를 경험한 적이 있었나?
18. 팔다리(사지)의 피부색에 어떠한 변화가 있는가?
19. 환자는 어떠한 생활고 혹은 경제적 스트레스를 경험한 적이 있는가?
20. 환자가 병리학적이나 또는 치료에 영향을 줄 수 있는 어떤 심각한 계통적 질환이나 만성질환 또는 해로운 습관(예 : 흡연, 음주)이 있는가?
21. 종양이나 관절염, 심장병, 당뇨병, 알레르기, 선천성기형 같은 질병의 가족력이나 발육상의 병력을 가지고 있는가?
22. 환자는 방사선검사나 다른 영상적 검사를 받은 적이 있는가?
23. 진통제 또는 스테로이드나 다른 약물을 접한 적이 있는가?
24. 환자가 수술한 병력이 있는가, 또는 이전이나 현재 어떠한 병력을 가지고 있는가?

치료자는 일반적인 문진 내용들에 대답하는 환자의 답변에 귀를 귀울여야 한다. 그들이 대답하는 내용에 무엇이 문제인지 해결에 대한 실마리를 제공하고 있다. 경험 있는 검사자는 환자와 진행하는 문진 내용의 병력만으로 예비적인 추정진단(Preliminary "Working" Diagnosis)을 내릴 수 있어야 한다. 이어 시행하는 평가의 관찰과 검사단계는 병력청취를 통해 내린 가능한 예비 추정진단들을 입증하거나 변경, 반박하는 데 필요하다. 또한 관찰과 검사를 통해 알고자 하는 것들은 종종 병력청취를 하면서 찾아진 것들과 연관된다.

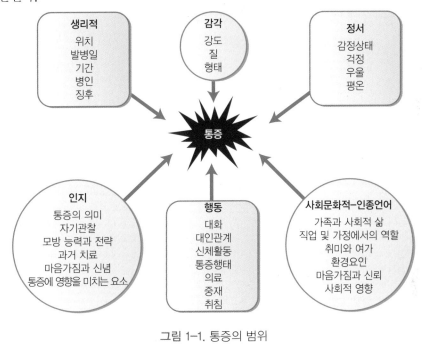

그림 1-1. 통증의 범위

Redrawn form Petty NJ and Moore AP : Neuromosculoskeletal examination and assessment : a handbook for therapists. p. 8, London, 1998, Churchill-Livingstone.

위와 같은 일반적인 문진 내용으로 급성, 아급성, 만성 상태를 구분하는데 일반적으로 급성 상태(Acute Condition)는 7~10일 정도를 말하며, 아급성 상태(Subacute Condition)는 10일~7주 사이를 그리고 만성 상태(Chronic Condition)는 7주 이상 지속된 상태를 말한다. 만성 중에 급성 상태는 대개 손상된 조직이 재 손상된 경우이다. 통증은 특히 반복적인 스트레스 상태에서 발생되는 양상에 따라 다음과 같이 기능적으로 7단계로 나눌 수 있으며, 계통적 통증과 근골격계 통증의 감별 내용은 (표 1-2)와 같다.

통증과 반복적인 스트레스의 강도와의 관계

단계1 : 특정한 활동 후에 통증이 나타난다

단계2 : 특정한 활동을 시작할 때 나타나는 통증이 가벼운 몸풀기(Warm Up)에 의해 사라진다.

단계3 : 특정한 활동 중이나 활동 후에 통증이 발생하지만 그 활동에는 영향을 주지 않는다.

단계4 : 특정한 활동 중이나 활동 후에 통증이 발생하며, 활동에 영향을 준다.

단계5 : 일상생활동작(ADL) 시에 통증이 있다.

단계6 : 쉬는 중에도 지속적인 무디고, 쑤시는 통증이 나타나지만 수면에는 지장이 없다.

단계7 : 무디게 쑤신 통증으로 수면을 방해한다. (주 : 단계 7은 가장 심한 단계이다.)

표 1-2. 계통적 통증과 근골격계 통증의 감별

계통적 통증	근골격계 통증
· 수면을 방해한다. · 심부의 통증으로 간헐적이다. · 압박에 의해 감소한다. · 지속적이거나 기복이 심한 통증과 근연축이 있다. · 역학적인 스트레스에 의해 악화되지 않는다. · 다음 사항들과 관련 있다. : 황달, 이동성 관절통, 피부 발적, 피로, 체중감소, 미열, 일반적인 약증, 주기적 · 점진적인 증상, 종양, 감염 병력	· 일반적으로 밤에는 감소한다. · 날카롭거나 또는 표층의 쑤시는 통증이다. · 보통 활동을 중지하면 감소한다. · 대개 지속적이거나 간헐적이다. · 역학적인 스트레스에 의해 증상이 악화된다.

From Meadows JT : Orthopedic differential diagnosis in physical therapy, a case study approach, p. 100, New York, 1999, McGraw Hill. Reproduced with permission of the McGraw-Hill Companies.

치료자가 환자와 대화를 통한 문진도 중요하지만 환자가 평가받는 것을 기다리는 동안 통증질문서(Pain Questionnaire), 시각적상사척도(Visual Analog Scale, VAS), 수치등급척도(Numerical Rating), 상자척도(Cox Scale), 구두등급척도(Verbal Rating Scale)등을 작성하게 하는 것이 더욱 효과적이다. 멕길-멜작(McGill-Melzack)의 통증질문서에는 환자가 경험하는 통증을 표현할 수 있는 단어를 3가지 중요한 영역, 즉 감각, 정서 그리고 평가로 구분하여 나열하고 있다. 이러한 항목들은 환자들이 스스로 경험하고

있다고 생각하는 통증(감성적 통증단계)으로부터 실제로 경험하고 있는 통증감각을 구분하는 데 사용된다. 또 다른 통증 측정척도로 통증의 정도를 시각적으로 측정할 수 있도록 환자에게 10cm의 선(VAS) 위에 또는 온도계 모양의 눈금(그림 1-2) 위에 표시하도록 하는 방법을 사용한다. 검사자는 일관성 있는 결과를 얻기 위해 검사와 재검사를 할 때 한 종류의 같은 통증척도를 사용해야만 한다. 완성된 질문표 또는 척도는 병력청취에서 환자에 의해 설명되고 인식되는 통증의 특징을 확인하는 데 사용할 수 있다.

통증 등급척도

방법 : 아래 온도계 모양의 막대에 "전혀 통증 없음"부터 "거의 참을 수 없는 통증"까지 여러 등급의 통증을 마련하였다. 지금 당신이 느끼는 통증에 가장 맞다고 생각하는 내용에 표를 하시오.

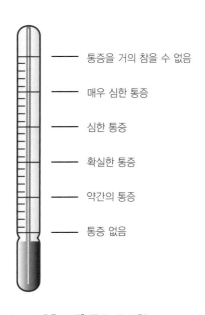

통증을 거의 참을 수 없음

매우 심한 통증

심한 통증

확실한 통증

약간의 통증

통증 없음

그림 1-2. "온도계" 통증 등급척도

Redrawn form Brodie DJ etal, Evaluation of low back pain by patient questionnaires and therapist assessment, J Orthop Sports Phys Thes 11:528, 1990.

통증 질문서 및 병력 검사표

통증질문서

환자명 :   나이 :

등록번호 :   날짜 :

임상적 범주 :
(예 : 심장계, 신경학적 등)

진단명 :

진통제 : (이미 복용한)

1. 종류 :

2. 양 :

3. 마지막 복용시간 :
(이 검사 시작 시간과 관련하여)

환자의 지적수준 :
최대로 판단된 수에 표시하시오.

| 1(낮음) | 2 | 3 | 4 | 5 (높음) |

이 검사표는 환자의 통증에 대해 더 자세히 알아보기 위해 설계되었다.
4가지의 중요한 질문을 하고자 한다.

1. 통증이 어디에 나타나는가?

2. 통증이 어떻게 느껴지는가?

3. 시간에 따라 통증에 어떠한 변화가 있는가?

4. 통증이 얼마나 심한가?

지금 당신의 통증이 어떻게 나타나고, 어떻게 느끼고 있는지 우리에게 말하는 것은 중요하다.
주의사항을 반드시 참고하고 다음의 각 표를 작성하시오.

어디가 아프십니까?

통증을 느끼는 부위를 아래 그림에 표시하고, 외부이면 외·내부이면 내·양쪽이면 내·
외라고 옆에 기록하시오.

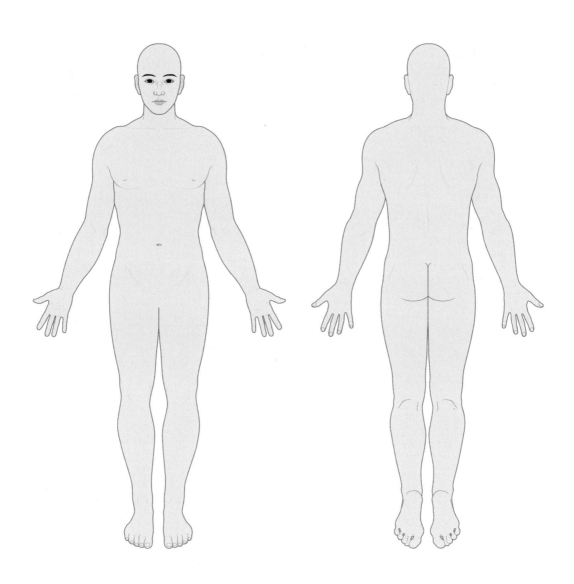

통증을 어떻게 느끼십니까?

현재 느끼고 있는 통증을 가장 잘 표현할 수 있는 적당한 단어를 아래의 용어 중 하나만 선택하여 표를 하시오. 각 범주에서 하나씩만 선택하시오.

1	2	3	4
흔들리는 떨리는 맥동 율동적인 두드리는 탕탕치는	팔짝뛰는 번쩍하는 쿡쿡 쑤시는	찌르는 파내는 송곳칠 칼로 찌르는 찢어지는듯한	날카로운 자르는 찢는

5	6	7	8
꼬집는 조르는 끊임없는 고통 경련 뭉개는	잡아당기는 끄는 비트는	뜨거운 타는듯한(Hot) 물에 데인듯한 타는듯한(Searing)	따끔거리는 가려운 욱신거리는 찌르는

9	10	11	12
무딘 아픈(Sore) 상처의 아픔 쑤시는(Aching) 쓰라린	민감한 둔한 거슬리는 머리가 쪼개질듯한	찌르는 피곤한	짜증나는 숨막히는

13	14	15	16
공포 소름끼치는 겁나는	고통을 주는 녹초 잔혹한 사악한 죽을듯한	비참한 무분별한	귀찮은 성가신 초라한 격렬한 참을수 없는

17	18	19	20
퍼지는 방사하는 관통하는 꿰뚫는	조이는 무딘 늘이는 압박하는 찢어지는	시원한 차가운 어는듯한	성가신 지겨운 괴로운 두려운 무서운

시간에 따라 통증이 어떻게 변하십니까?

당신의 통증양상을 설명할 수 있는 단어는(있는대로)?

1	2	3
연속적	율동적	단순적
정 적	주기적	순간적
지속적	간헐적	일시적인

통증이 완화되는 경우는?

통증이 증가하는 경우는?

통증의 강도는?

사람들은 통증이 나타날 때 증가되는 강도를 다음의 5단어로 표현한다.

1	2	3	4	5
약함	기분 나쁨	고통	심함	몹시 괴로움

아래의 각 질문에 가장 적합한 말을 빈 칸에 번호로 써 넣으시오.

당신의 지금 통증을 설명할 단어는?

가장 아팠을 때의 통증을 설명할 단어는?

가장 덜 아팠을 때의 통증은?

전에 치통을 앓은 적이 있다면 그때의 통증은?

전에 두통을 앓은 적이 있다면 그때의 통증은?

전에 복통을 앓은 적이 있다면 그때의 통증은?

Mc Gill-Melzack 통증질문(From Melzack R : The McGill pain questionnaire : Major properties and scoring methods, Pain 1: 280-281, 1975.)

표 1-3. 병력 검사표

병력 검사표

날짜 :

환자명 :	진료일 :	나이 :
진단명 :	발병일 :	
의사명 :	치료사 :	주의사항 :

병력

당신이나 가족 중에 다음의 병력을 가진 사람이 있는가? ○ 표를 하시오.

암	예	아니요	의뢰인이 기록
당뇨병	예	아니요	
저혈당증	예	아니요	
고혈압	예	아니요	
심장질환	예	아니요	
협심증 또는 가슴통증	예	아니요	
호흡곤란	예	아니요	환자와의 관계
뇌졸중	예	아니요	
신장질환/결석	예	아니요	
요로감염	예	아니요	
알러지	예	아니요	
천식, 고초열	예	아니요	발병일
류마티스열/성홍열	예	아니요	
간염/황달	예	아니요	
간경화	예	아니요	
소아마비	예	아니요	
만성기관지염	예	아니요	
폐렴	예	아니요	
(폐)기종	예	아니요	

편두통	예	아니요	현재상태	
빈혈	예	아니요		
(위)궤양	예	아니요		
관절염 / 통풍	예	아니요		
기타	예	아니요		
의학적 검사				
1. 처방 또는 처방 없이 약을 복용하고 있는가?		예		아니요
있다면 무슨 약을 복용 중인가?		예		아니요
2. 최근에 단순방사선, 초음파, CT, MRI 등을 촬영한 적이 있는가?		예		아니요
언제? 어디서?		결과는?		
3. 최근에 임상병리검사를 한 적이 있는가(소변 또는 혈액검사)?		예		아니요
언제? 어디서?		결과는?		
4. 수술받은 적이 있는가?		수술명/수술일:		

표 1-4. 일반적 건강표

일반적 건강		
1. 3주 이내 어떤 병에 걸린 적이 있었나?(예 : 기침, 감기 또는 신장 감염 등)	예	아니오
2. 근육 또는 피부 어디든지 덩어리나 단단한 것이 만져지는 곳이 있나?	예	아니오
3. 치료되지 않은 궤양이 있거나, 반점 또는 덩어리나 단단한 곳의 크기, 모양, 색에 어떤 변화가 있는가?	예	아니오
4. 지난 한 달 안에 이유 없는 체중감소가 있었는가?	예	아니오
5. 흡연을 하는가?	예	아니오
그렇다면 하루에 얼마나 피우나?		
흡연 기간은?		
6. 음주는 일주일에 몇 번 정도 하는가?		
7. 하루에 마시는 기호음료는 얼마나?(예: 커피, 차, 콜라 등)		
8. 의사에 의해 처방받은 특별한 다이어트 중인가?		
여성환자를 위한 질문		
1. 마지막 생리는?		
2. 마지막 유방검사를 한 때는?		
3. 한 달에 한번 자가-유방검사을 하는가?	예	아니오
4. 피임약을 복용하는가? 피임기구를 사용하는가?	예	아니오
남성 환자를 위한 질문		
1. 소변을 보는 데 어려움이 있는가? (예: 처음에 소변 시작이 어려운가, 오줌이 약하거나 혹은 흘리는가?)	예	아니오
2. 소변에 피가 섞여 나온 적이 있는가?	예	아니오
3. 소변볼 때 통증이 있은 적이 있는가?	예	아니오
작업환경		
1. 직업은?		
2. 작업환경 앉아서 일한다. (예 : 책상, 컴퓨터, 운전)	예	아니오
서서 일한다. (예 : 기계조작, 영업직)	예	아니오

쉬는 시간이 거의 없다. (예 : 방앗간, 택배)	예	아니오
큰 장비 또는 작은 도구를 사용한다. (예 : 전화, 포크레인, 타자수, 압착기, 금전등록기)	예	아니오
반복적인 동작(들기, 숙이기, 비틀기, 오르기, 돌기)	예	아니오
화공약품 또는 가스 등에 노출되어 있다.	예	아니오
기타 :		
3. 특별한 보호대를 착용하는가? 허리받침, 목받침	예	아니오
허리보조기, 코르셋	예	아니오
기타 신체를 보호하기 위한 보조기들	예	아니오

임상가를 위한 질문

활력징후 :	
안정기 맥박수 :	
구강 체온 :	
혈압 : 첫 번째 측정 :	
안정기 맥박수 :	
구강 체온 :	
혈압 : 첫 번째 측정 :	/ 두 번째 측정 :
자세 :	측정부위(팔다리) :

From Goodman CC and Snyder Tk, Differential diagnosis in physical therapy, Philadelphia, 1990, WB Saunders.

CHAPTER 02
시진(Inspection)

시진이란 치료자가 환자를 문진한 후 통증의 원인을 찾아내기 위하여 관찰(Looking or Inspection)하는 단계를 말한다. 관찰의 목적은 가시적 결함, 기능적 결손 그리고 비정상 정렬 등에 대한 정보를 얻는 것이다. 시진은 상담하는 환자가 걸어 들어오는 모습부터 시작된다. 허리를 잡고 걸어 들어오거나, 한쪽 발을 절룩거리며 들어오거나 하는 움직임의 문제에서도 환자의 문제를 파악할 수 있다. 그 다음 시진에 있어 확인해야 하는 두 번째 순서는 정상적으로 선 자세(Normal Standing Posture)에서 평가해야한다. 이유는 인체가 서있을 때 균형을 잡기위해 작용하는 근육들의 밸런스 문제를 정확하게 진단할 수 있기 때문이다. 그 이후 환자의 증상 및 상태에 따라 앉거나 누워있는 상태로도 검사를 시행할 수 있다. 또한 비대칭적인 발견들이 현재 환자의 병리적 상태와 관계가 있는가를 확인하는 것도 시진의 중요한 관건이다. 환자의 전반적 자세, 태도, 몸가짐 그리고 검사에 대한 참여 의지 등을 관찰하는 것은 물론, 검사자는 환자가 정지해 있는 상태 뿐 아닌 환자가 움직일 때, 그 움직임의 방법 및 가동 범위에 대한 관찰 또한 행해져야 한다. 앞에 말했던 것처럼 시진은 대기실에서 시작될 수도 있고 혹은 검사실에서 시작될 수 있다. 가끔 환자는 관찰이 이루어지고 있는 것을 느끼지 못하고, 다른 모습을 보일 수도 있는 타이밍을 이용하는 것이 중요하다.

다음은 환자의 상태를 시진할 때 좀 더 세밀히 관찰되어야 하는 내용과 환자의 상태에 따른 행동양상의 내용이다.

세밀히 관찰되어야 하는 내용
- 평범하지 않은 움직임과 자세를 관찰한다.
- 정형적 이상물을 관찰한다.
- 흉터에 의한 근육의 불균형이 있는지 관찰한다.
- Discoloration(변색, 퇴색, 얼룩)
- Skin Trouble(피부 트러블)
- Abrasion(피부의 벗겨짐, 찰과상)

통증과 환자의 상태에 따른 행동양상
- 방어(Guarding) : 신체나 관절을 움직이는 동안 비정상적인 뻣뻣함이나, 움직임의 중간에 멈추거나 경직(Rigid)이 나타 난다.
- 보조(Bracing) : 체중의 비정상적 분배를 지지하고 유지하기 위해 팔다리가 완전히 펴진 상태에서 고정된 자세를 취한다.
- 문지르기 : 손상된 부위를 손으로 문지른다.(예 : 접촉, 마찰 또는 통증부위를 잡기)
- 찡그림 : 이마의 깊은 주름, 눈을 꼭 감음. 입술을 깨물 듯이 꼭 다뭄. 입술 가장자리를 뒤로 당김, 어금니를 꽉 무는 등의 통증으로 인한 명백한 얼굴 표정이 있다.
- 한숨쉬기 : 어깨를 위로 들어 올린 후 명백히 과도한 큰 날숨과 함께 떨어뜨린다. 숨을 내뱉기 전에 뺨이 먼저 부풀어 오른다

환자는 평가부위가 확실히 관찰될 수 있도록 적당히 탈의해야 한다. 가능하다면 속옷만을 착용하는 것이 좋다. 검사자는 평가에 필수적인 부위를 관찰하고 살펴보기 위한 환자의 탈의상태의 필요성에 대해 반드시 설명해 주어야 한다.

검사자는 앞서 말했듯이 환자가 검사실에 들어올 때 걸음걸이부터 평가해야 한다. 걸음의 일차적 평가는 단지 피상적인 평가다. 그러나 트렌델렌버그(Trendelenburg) 증상이나 족하수(Foot Drop) 등은 쉽게 알아볼 수 있다. 만일 비정상적인 걸음 형태가 나타나면, 환자의 옷을 탈의한 후 좀 더 세밀하게 검사하는 것이 좋다.

검사자는 우세한 눈(Dominant Eye)을 사용할 수 있도록 자세를 잡고, 환자의 양쪽을 동

시에 비교해 보아야 한다. 관찰하는 동안 환자는 움직이지 않도록 해야 하며, 검사자는 검사부위에 열감을 확인하거나, 특별한 표식점을 찾기 위한 경우를 제외하고는 환자를 촉지해서는 안 되며, 오직 관찰만을 하여야 한다.

검사자는 관찰을 통해, 다음 사항에 답을 얻으려는 노력을 해야 한다. 신체정렬 상태는 어떠한가? 앞면에서는 미간, 코, 턱 끝선, 검상돌기 그리고 배꼽이 일직선상에 있어야 하고, 측면에서는 귀끝, 어깨봉우리(Acromion)의 끝, 엉덩뼈능선(Iliac Crest)의 최고점 그리고 가쪽복사뼈(Lateral Malleolus)의 앞면이 일직선상에 있어야 한다(그림 2-1).

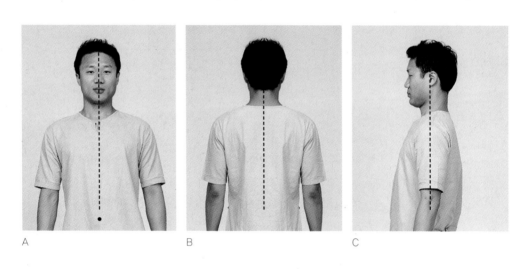

A   B   C

그림 2-1. 일반적인 체형평가 관찰 방향

1. 정적 시진(Static Inspection)

1) 곧게 선 자세에서의 시진

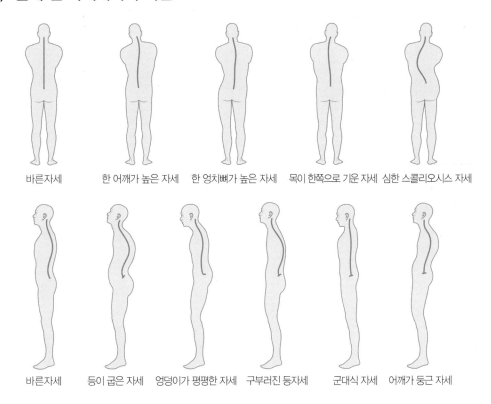

바른자세　　한 어깨가 높은 자세　　한 엉치뼈가 높은 자세　　목이 한쪽으로 기운 자세　심한 스콜리오시스 자세

바른자세　　등이 굽은 자세　　엉덩이가 평평한 자세　구부러진 등자세　　군대식 자세　　어깨가 둥근 자세

그림 2-2. 바른체형과 잘못된 체형의 평가

인간 신체행동의 기본자세(곧게 선 자세)로서 등골뼈에 걸리는 중력(이것이 인체의 비틀림, 척추뼈의 비틀림이 되어 나타난다)을 관찰(시진)하면 체형의 문제를 발견하기 쉽다.

체형의 문제는 체중부하가 가해졌을 때(곧게 선 자세) 더욱 현저하게 나타나기 쉽다. 그러므로 어디에 체형의 문제가 일어났는지 판단하기 힘들 때에는 척추뼈가 비틀린 곳을 찾기 쉽도록 하기 위해 환자를 곧게 세워서 등골뼈 검사를 한다. 단, 이 방법은 등골뼈의 변위를 발견하는 데에는 도움이 되지만 변위의 방향이나 움직임을 조사하기 위해서는 다른 검사법을 병용하는 것이 좋다.

이 검사를 할 때에는 남성은 상반신을 벗고(여성은 상의를 입되 척추뼈가 보이도록 파인 가운을 입히도록 한다.) 하반신은 속옷 또는 짧은 팬츠를 입고 자연스럽게 서도록 한다. 그러나 숙달되지 않으면, 시진법으로 인체의 비틀림을 발견하기는 힘들기 때문에 다음과 같이 중심 및 균형에 지표가 되는 도구를 이용하는 것이 좋다.

(1) 수직선을 이용한다

수직선이란 일종의 중심선으로서, 추가 달린 실을 천정에 매달아 밑으로 늘어뜨린 간단한 장치이다(그림 2-3). 연직선이라고도 한다.

(2) 검사창을 이용한다

수직선 방법에서는 세로 기준만 이용하지만 (그림 2-4)와 같은 검사창을 작성해서 이용하면 가로 세로의 상세한 기준이 만들어지므로 검사와 그 결과를 기록하기가 편리해진다. 검사창은 투명한 유리나 플라스틱을 세우고 거기에 정방형으로 선을 그은 것이다.

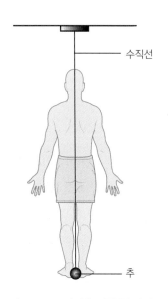

그림 2-3. 수직선을 이용한 검사

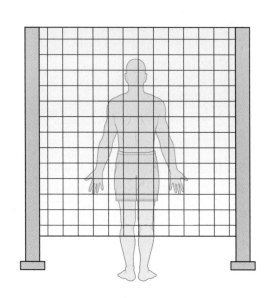

그림 2-4. 검사창을 이용한 검사

① 전체적 검사 : 몸의 뒤틀린 경향이나 척추 전체의 상태(측만증의 유무 등)를 본다.

② 국소적 검사 : 전체적 검사에서 비틀림이 컸던 부위를 좀 더 상세하게 본다. 일반적으로 체형검사는 다음과 같은 순서로 실시한다.

2) 곧게 선 자세의 시진에서 체형을 비교하는 포인트

① 좌우 귀의 높이(상하 차이)

② 귀 뒤쪽 좌우 꼭지돌기의 높이

③ 척추뼈의 좌우 가로돌기의 후방 돌출도

④ 좌우 어깨의 높이

⑤ 좌우 어깨의 전후도

⑥ 좌우 젖꼭지의 높이

⑦ 좌우 손끝의 높이

⑧ 좌우 엉덩뼈능선의 높이

⑨ 좌우 위앞엉덩뼈가시(ASIS)의 높이

⑩ 좌우 위앞엉덩뼈가시(ASIS)의 전후도

⑪ 좌우 위뒤엉덩뼈가시(PSIS)의 높이

⑫ 좌우 위뒤엉덩뼈가시(PSIS)의 전후차

⑬ 엉치뼈 중심선(양쪽 엉덩이가 갈라지는 선)의 좌우 경사도

⑭ 좌우 엉덩이하부 주름의 높이

⑮ 좌우 다리오금의 높이

⑯ 좌우 가쪽 · 안쪽 복사뼈의 높이

이 밖에 등이나 팔다리 근육의 좌우차(긴장도, 융기도, 이완도, 함몰도 들의 좌우차), 앞면에서 보는 정적 검사(눈, 코, 입술, 턱, 유두, 배꼽, 무릎 등의 좌우차), 서 있는 상태에서 실시하는 동적 검사(운동분석)도 있다. 올바른 검사 없이는 적절한 치료가 이루어질 수 없으므로 최대한 세밀하게 관찰 하도록 한다.

3) 골반 상하 변위 진단

검사자는 (그림2-5)와 같이 환자에게 골반뼈 가운데 허리아래의 앞쪽으로 가장 튀어나온 지점 위앞엉덩뼈가시(ASIS)에 손가락을 대도록 지시하고 검사자는 앞에서 두 손가락의 높이가 수평을 이루는지 확인한다.

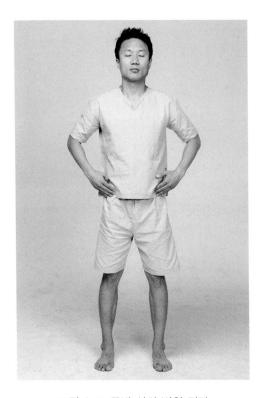

그림 2-5. 골반 상하 변위 진단

체형 기록표

확인날짜 검사방법	1주차		2주차		3주차		4주차	
	좌	우	좌	우	좌	우	좌	우
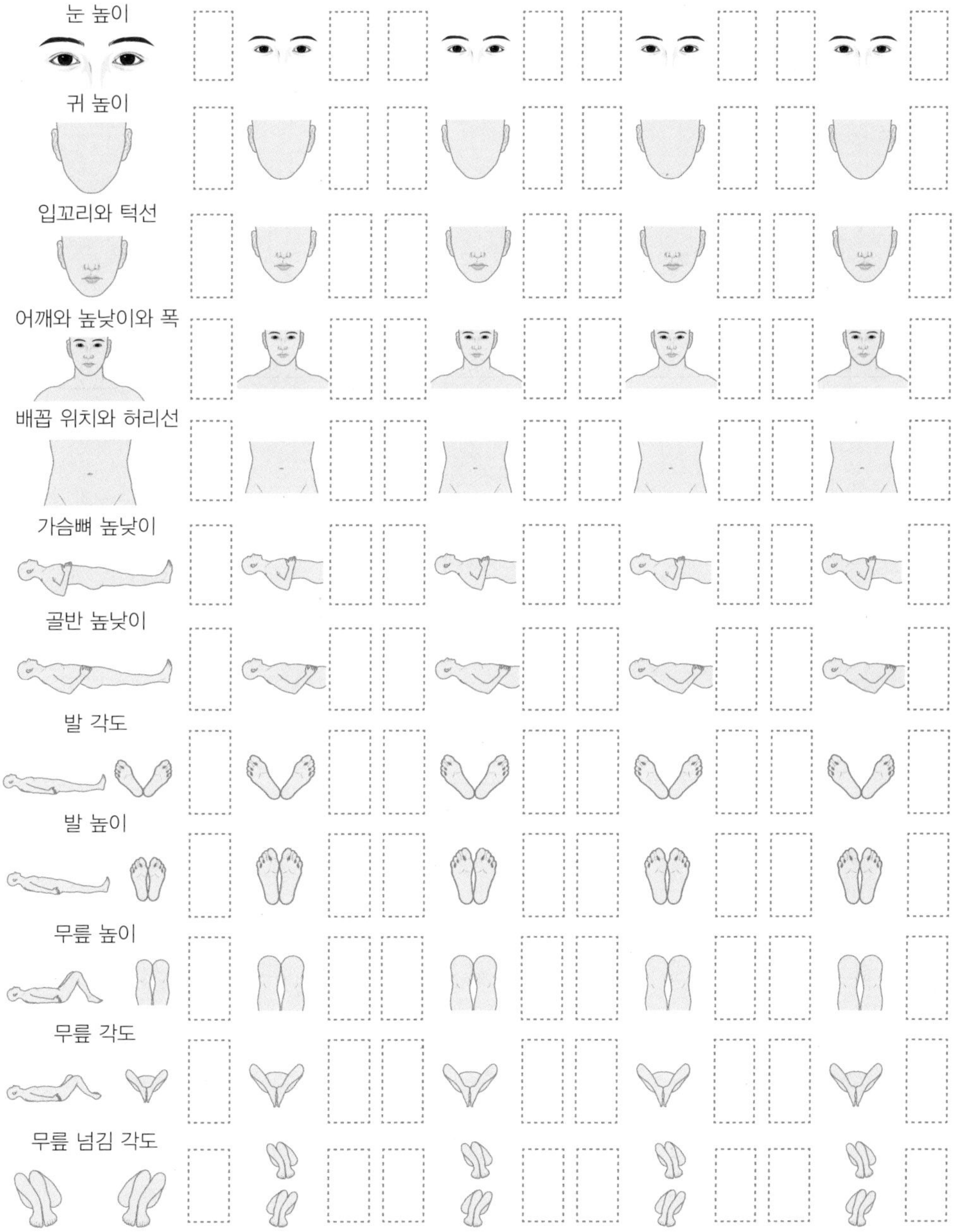 눈 높이								
귀 높이								
입꼬리와 턱선								
어깨와 높낮이와 폭								
배꼽 위치와 허리선								
가슴뼈 높낮이								
골반 높낮이								
발 각도								
발 높이								
무릎 높이								
무릎 각도								
무릎 넘김 각도								

그림 2-6. 체형기록표

2. 동적 시진(Motion Inspection)

1) 목뼈 운동범위 진단

검사자는 (그림 2-7)과 같이 환자의 목을 천천히 전후 기울기, 좌우 기울기, 좌우 회전을
하도록 지시하여, 턱이 양쪽에 얼마만큼 대칭적으로 똑같이 다가갈 수 있는가를 확인하여
평가한다.

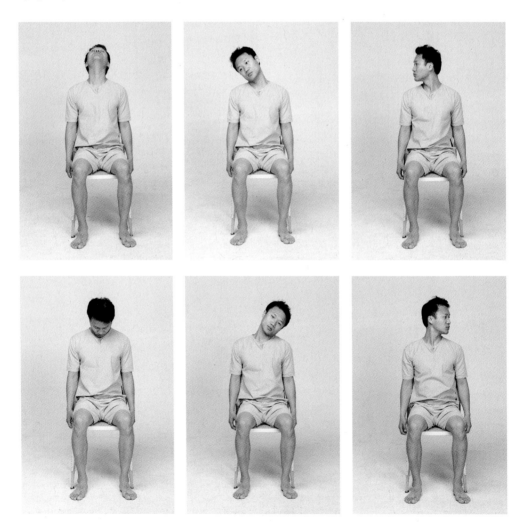

그림2-7. 목뼈 운동범위 진단

2) 등뼈 측만 진단

검사자는 (그림 2-8)과 같이 환자의 뒤로 돌아가 양쪽 어깨의 높이가 수평을 이루는지 확인한 후 허리를 앞으로 최대한 굽히게 한다(그림 2-9). 이때 검사자는 뒤에서 등의 높이가 수평을 이루는지 확인하도록 한다. 좌우 등 높이가 많이 차이 날수록 척추의 측만증이 심하다고 진단 할 수 있다.

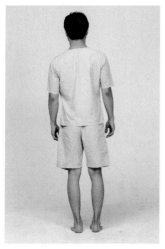
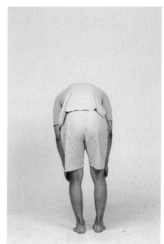

그림 2-8. 서 있는 자세평가　　그림 2-9. 전방 굽힘 자세평가

3) 등뼈 비틀림 진단

검사자는 (그림2-10)과 같이 환자에게 두 발을 어깨 넓이로 벌리고, 양팔을 아주 자연스럽게 늘어뜨리도록 지시한다. 양쪽 엄지발가락 끝과 양쪽 엄지손가락 끝이 수평이 되는지 확인하여 좌우에 손가락 끝이 떨어지는 위치가 대칭적이지 못하다면 등뼈의 비틀림을 의심할 수 있다.

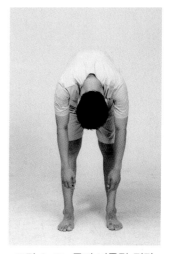

그림 2-10. 등뼈 비틀림 진단

4) 골반의 변형 진단

환자에게 제자리걸음을 10회 정도 시킨 다음 특별한 의식 없이 극히 평범한 자세로 서 있게 한다. 이때 시술자는 뒤쪽으로 돌아가 (그림 2-11)과 같이 좌우 엉덩이 하부 주름(볼기고랑)의 높이를 비교한다.

그 엉덩이 하부 주름(볼기고랑)의 낮은 쪽 엉치엉덩관절에 후하방(PI), 높은 쪽 엉치엉덩관절에 전상방(AS)가 존재할 가능성이 있을 경우, 좌우 엉치엉덩관절의 가동성 유무를 조사하여 그 가동성이 작은 쪽의 평가를 한다.

또한 이때 땅을 디딘 발의 방향을 보고, 발가락끝이 극단적으로 안쪽을 향해 있으면 그쪽의 골반(엉치엉덩관절)이 전방회전(EX), 바깥쪽을 향해 있으면 그쪽 골반(엉치엉덩관절)이 후방회전(IN)을 일으켰을 가능성이 있다(그림 2-12). 이 경우에도 좌우 엉치엉덩관절의 움직임을 조사하여 가동성이 적은 쪽의 평가를 한다.

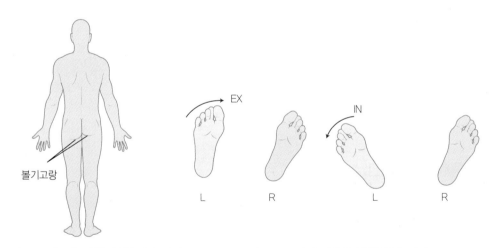

그림 2-11. 볼기고랑을 통한 골반 평가   그림 2-12. 발의 방향을 통한 골반 평가

이상과 같은 검사법은 시진을 통한 대략적인 평가 방법이며, 정확하게 검사하기 위해서는 방사선검사(X-ray)법 등을 실시해서 그 결과를 종합적으로 판단하여 원인 분석을 해야 한다.

CHAPTER 03
관절운동범위(Range Of Motion)

어깨띠(Shoulder Girdle)

내밈(Protraction) : 0~20 °	올림(Elevation) : 0~20 °
뒤당김(Retraction) : 0~20 °	내림(Depression) : 0~10 °

어깨(Shoulder)

굽힘(Flexion) : 0~180 °	벌림(Abduction) : 0~180 °
폄(Extension) : 0~50 °	모음(Adduction) : 0 °

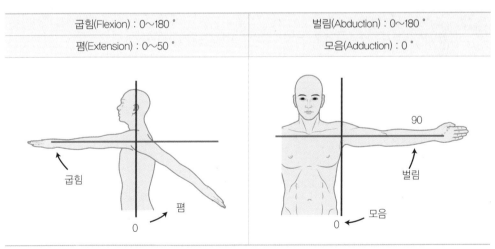

바깥돌림(External Rotation) : 0~90 °	수평모음(Horizontal Adduction) : 0~135 °
안쪽돌림(Internal Rotation) : 0~90 °	수평벌림(Horizontal Abduction) : 0~30 °

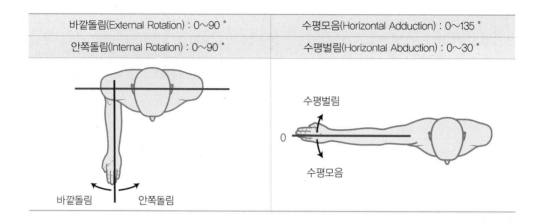

팔꿈치(Elbow) & 아래팔(Forearm)

굽힘(Flexion) : 0~145 °	엎침(Pronation) : 0~90 °
폄(Extension) : 0~5 °	뒤침(Supination) : 0~90 °

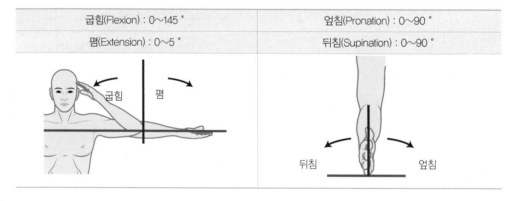

손목(Wrist)

폄(Extension) : 0~70 °	노쪽굽힘(Radial Flexion) : 0~25 °
굽힘(Flexion) : 0~90 °	자쪽굽힘(Ulnar Flexion) : 0~55 °

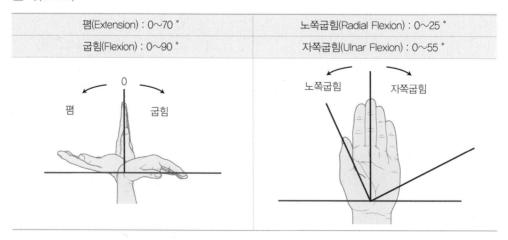

엉덩관절(Hip)

굽힘(Flexion) : 0~90 ˚ (무릎폄시), 0~125 ˚ (무릎 굽힘시)	벌림(Abduction) : 0~45 ˚	바깥돌림(External Rotation) : 0~45 ˚
폄(Extension) : 0~15 ˚	모음(Adduction) : 0~20 ˚	안쪽돌림(Internal Rotation) : 0~45 ˚

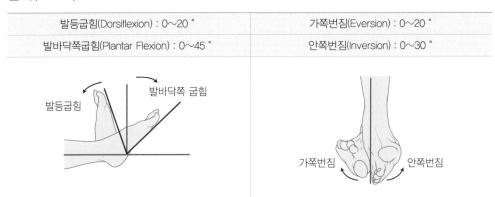

무릎(Knee)   하퇴(Low Leg)

굽힘(Flexion) : 0~130 ˚	바깥돌림(External Rotation) : 0~20 ˚
폄(Extension) : 0 ˚	안쪽돌림(Internal Rotation) : 0~10 ˚

발목(Ankle)

발등굽힘(Dorsiflexion) : 0~20 ˚	가쪽번짐(Eversion) : 0~20 ˚
발바닥쪽굽힘(Plantar Flexion) : 0~45 ˚	안쪽번짐(Inversion) : 0~30 ˚

몸통(Trunk)과 경부(Cervical)

굽힘(Flexion) : 0~35 ˚	돌림(Rotation)		가쪽굽힘(Lateral Flexion)	
펌(Extension) : 0~40 ˚	좌돌림 : 0~70 ˚	우돌림 : 0~70 ˚	좌굽힘 : 0~50 ˚	우굽힘 : 0~50 ˚

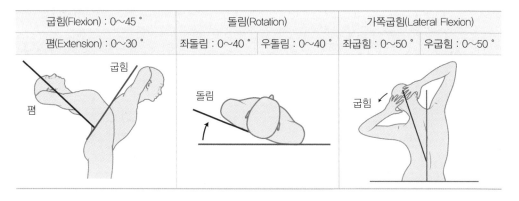

등허리(Thoracic & Lumbar)

굽힘(Flexion) : 0~45 ˚	돌림(Rotation)		가쪽굽힘(Lateral Flexion)	
펌(Extension) : 0~30 ˚	좌돌림 : 0~40 ˚	우돌림 : 0~40 ˚	좌굽힘 : 0~50 ˚	우굽힘 : 0~50 ˚

도수근력검사(Manual Muscle Testing)

1. 목(Neck)과 몸통(Trunk)의 도수근력검사(Manual Muscle Testing)

1) 목굽힘(Cervical Flexion)

(1) 관련근육

① 목빗근(Sternocleidomastoid Muscle)

(2) 정상(Normal)과 우(Good)-양측성(Bilaterality)

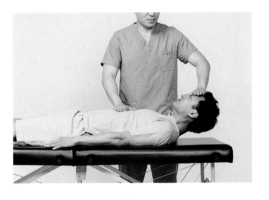

① 검사자세 : 환자는 검사대 위에 바로 누운 자세(Supine Position)를 취한다.
② 검사방법 : 검사자는 한손으로 하부 가슴(Lower Thorax)부분을 고정하고 다른 손으로 이마에 저항을 가한다.
- 정상 : 완전한 운동범위와 근력에 해당한다.
- 우 : 완전한 운동범위가 나오고 근력은 정상적인 근육의 약 75%에 해당된다.

(3) 정상(Normal)과 우(Good)–편측성(Unilaterality)

① 검사자세 : 환자는 검사대 위에 바로
   누운 자세(Supine Position)를 취한
   후 머리를 반대쪽으로 돌림한다.
② 검사방법 : 검사자는 한손으로 하부
   가슴(Lower Thorax)부분을 고정하
   고 다른 손으로 머리뼈 가쪽에 저항
   을 가한다.

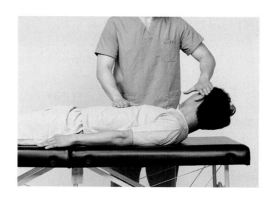

(4) 양(Fair)과 가(Poor)

① 검사자세 : 환자는 검사대 위에 바로
   누운 자세(Supine Position)를 취한
   후 어깨를 이완한다.
② 검사방법 : 검사자는 환자에게 저
   항을 가하지 않고 하부가슴(Lower
   Thorax)부분을 고정한다.
• 양 : 환자는 목을 완전한 운동범위로
  굽힘한다.
• 가 : 환자는 목을 부분 운동범위로 굽힘한다.

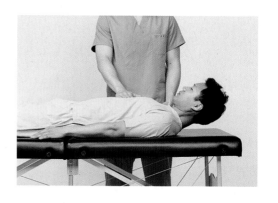

(5) 불가(Trace)와 영(Zero)

① 검사자세 : 환자는 검사대 위에 바로 누운 자세(Supine Position)를 취한다.

② 검사방법 : 검사자는 양손으로 목빗근을 촉진 한다

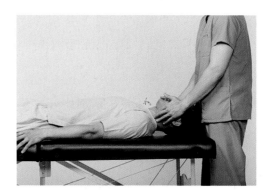

• 불가 : 움직임은 없지만 근수축은 촉진 된다.

• 영 : 움직임이나 근수축이 촉진 되지 않는다.

2) 목폄(Cervical Extension)

(1) 관련근육

① 윗등세모근(Upper Trapezius Muscle)

② 목반가시근(Semispinalis Capitis Muscle)

③ 머리널판근(Splenius Capitis Muscle)

④ 가장긴머리근(Longissimus Capitis Muscle)

⑤ 작은뒤머리곧은근(Rectus Capitis Posterior Minor Muscle)

⑥ 큰뒤머리곧은근(Rectus Capitis Posterior Major Muscle)

⑦ 위머리빗근(Obliquus Capitis Superior Muscle)

⑧ 아래머리빗근(Obliquus Capitis Inferior Muscle)

⑨ 목가시근(Spinalis Cervicis Muscle)

⑩ 머리가시근(Spinalis Capitis Muscle)

⑪ 머리반가시근(Semispinalis Cervicis Muscle)

⑫ 목널판근(Splenius Cervicis Muscle)

⑬ 목엉덩갈비근(Iliocostalis Cervicis Muscle)

⑭ 가장긴목근(Longissimus Cervicis Muscle)

(2) 정상(Normal)과 우(Good)

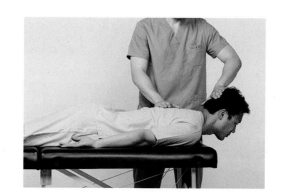

① 검사자세 : 환자는 검사대 위에 엎드
   린 자세(Prone Position)를 취한 후
   머리를 중립위로 한다.
② 검사방법 : 환자의 상부가슴(Up-
   per Thorax)을 고정시키고 뒤통수
   (Occiput) 위에 저항을 가한다.
• 정상 : 완전한 운동범위와 근력에 해
   당한다.
• 우 : 완전한 운동범위가 나오고 근력
   은 정상적인 근육의 약 75%에 해당된다.

(3) 양(Fair)과 가(Poor)

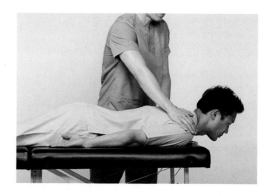

① 검사자세 : 환자는 검사대 위에 엎드
   린 자세(Prone Position)를 취한 후
   머리를 중립위로 한다.
② 검사방법 : 검사자는 환자에게 저
   항을 가하지 않고 상부가슴(Upper
   Thorax)을 고정한다.
• 양 : 환자는 목을 완전한 운동범위로
   편다.
• 가 : 환자는 목을 부분 운동범위로 편다.

(4) 불가(Trace)와 영(Zero)

① 검사자세 : 환자는 검사대 위에 엎드린 자세(Prone Position)를 취한 후 머리를 중립위로 한다.

② 검사방법 : 검사자는 환자의 머리를 잘 받쳐주고 목의 등쪽근육(Dorsal Muscle)을 촉진한다.

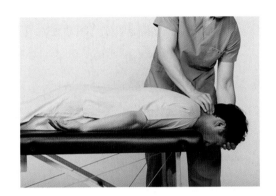

• 불가 : 움직임은 없지만 근수축은 촉진된다.

• 영 : 움직임이나 근수축이 촉진되지 않는다.

3) 몸통굽힘(Trunk Flexion)

(1) 관련근육

① 배곧은근(Rectus Abdominis Muscle)

(2) 정상(Normal)

① 검사자세 : 환자는 검사대 위에 바로 누운 자세(Supine Position)를 취한 후 엉덩관절(Hip Joint)과 무릎관절(Knee Joint)을 굽힘(Flexion)하고 양손을 머리뒤에 놓는다.

② 검사방법 : 검사자는 굽힘된 다리를 고정한다.

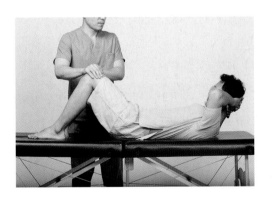

(3) 우(Good)

① 검사자세 : 환자는 검사대 위에 바로
  누운 자세(Supine Position)를 취한
  후 엉덩관절과 무릎관절을 폄(Ex-
  tension)하고 양손을 몸통(Trunk)
  옆에 놓는다.

② 검사방법 : 검사자는 폄된 다리를 고
  정하고 환자는 완전한 운동범위까지
  몸통을 굽힘한다.(어깨뼈 아래각이 검사대에서 떨어진다.)

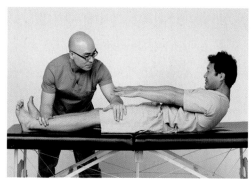

(4) 양(Fair)

① 검사자세 : 환자는 검사대 위에 바로
  누운 자세(Supine Position)를 취한
  후 엉덩관절과 무릎관절을 폄하고 양
  손을 몸통 옆에 놓는다.

② 검사방법 : 검사자는 폄된 다리를 고
  정하고 환자는 어깨뼈 상각이 떨어질
  때까지 몸통을 굽힘한다.(어깨뼈 아
  래각이 검사대에 부착된다.)

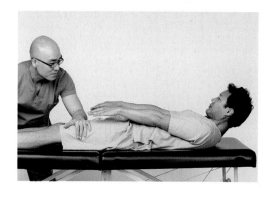

(5) 가(Poor)

① 검사자세 : 환자는 검사대 위에 옆으로 누운 자세(Side Position)를 취한 후 엉덩관절과 무릎관절을 굽힘한다.

② 검사방법 : 검사자는 굽힘된 골반과 다리를 고정하고 환자는 완전한 운동범위까지 몸통을 굽힘한다.

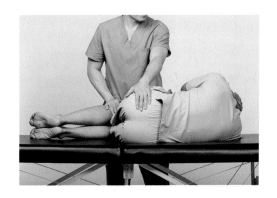

(6) 불가(Trace)와 영(Zero)

① 검사자세 : 환자는 검사대 위에 바로 누운 자세(Supine Position)를 취한 후 엉덩관절과 무릎관절을 폄하고 양 손을 몸통(Trunk) 옆에 놓는다.

② 검사방법 : 환자는 빠르게 숨을 내쉬는 동안 머리를 들어 올리려 시도한다.

• 불가 : 움직임은 없지만 근수축은 촉진된다.

• 영 : 움직임이나 근수축이 촉진되지 않는다.

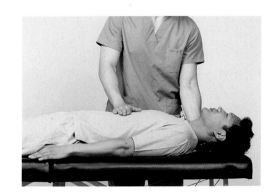

4-1) 몸통회전(Trunk Rotation)

(1) 관련근육

① 배바깥빗근(External Oblique Abdominal Muscle)

(2) 정상(Normal)

① 검사자세 : 환자는 검사대 위에 바로
   누운 자세(Supine Position)를 취한
   후 엉덩관절(Hip Joint)과 무릎관절
   (Knee Joint)을 굽힘하고 양손을 머
   리 뒤에 놓는다.
② 검사방법 : 검사자는 굽힘된 다리를
   고정하고 환자는 몸통을 굽힘하고 가
   슴(Thorax)을 한쪽으로 회전한다.

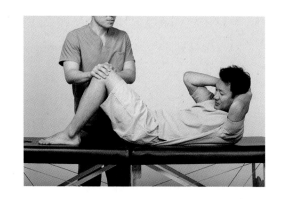

(3) 우(Good)와 양(Fair)

① 검사자세 : 환자는 검사대 위에 바로
   누운 자세(Supine Position)를 취한
   후 엉덩관절과 무릎관절을 굽힘하고
   양손을 몸통 옆에 놓는다.
② 검사방법 : 검사자는 굽힘된 다리를
   고정하고 환자는 몸통을 굽힘하고 가
   슴(Thorax)을 한쪽으로 회전한다.

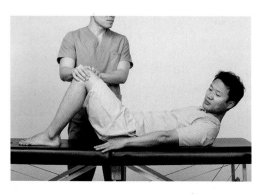

• 우 : 검사대에서 우측 어깨의 어깨뼈
  가 떨어지고 다른 쪽이 부분적으로 떨어진다.
• 양 : 검사대에서 우측 어깨의 어깨뼈가 떨어지고 다른 쪽은 지면에서 떨어지지 않는다.

(4) 가(Poor)

① 검사자세 : 환자는 검사대 위에 앉은
자세(Sitting Position)를 취한 후 양
팔은 옆에 놓는다.

② 검사방법 : 검사자는 골반(Pelvis)을
고정하고 환자는 몸통을 한쪽으로 회
전한다.

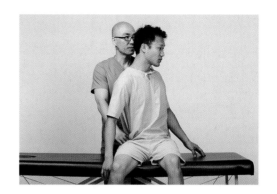

(5) 불가(Trace)와 영(Zero)

① 검사자세 : 환자는 바로 누운 자세
(Supine Position)를 취한 후 검사자
는 뒤통수(Occiput)를 받쳐준다.

② 검사방법 : 환자가 좌측 가슴(Thorax)
과 우측 골반(Pelvis)을 접근하려 할
때 회전하려고 할 때 검사자는 배바
깥빗근을 촉진 한다.

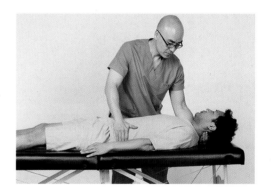

• 불가 : 움직임은 없지만 근수축은 촉진된다.
• 영 : 움직임이나 근수축이 촉진되지 않는다.

4-2) 몸통회전(Trunk Rotation)

(1) 관련근육

배속빗근(Internal Oblique Abdominal Muscle)

(2) 정상(Normal)과 우(Good) 그리고 양(Fair)

① 검사자세 : 환자는 바로 누운 자세
   (Supine Position)를 취한 후 엉덩관
   절과 무릎관절을 90° 굽힘하고 양손을
   머리 뒤에 놓는다.

② 검사방법 : 검사자는 양다리를 지지하
   고 환자는 한쪽 골반을 반대쪽 가슴
   쪽으로 당겨본다.

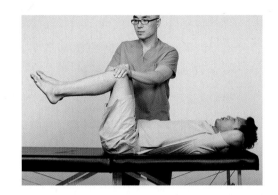

• 정상 : 완전한 운동범위와 근력에 해당한다.

• 우 : 완전한 운동범위가 나오고 근력은 정상적인 근육의 약 75%에 해당된다.

• 양 : 저항이 제거되고 완전한 운동범위와 근력이 정상적인 근육의 약 50%에 해당된다.

(3) 가(Poor)

① 검사자세 : 환자는 검사대 위에 앉은
   자세(Sitting Position)를 취한 후 양
   팔은 옆에 놓는다.

② 검사방법 : 검사자는 골반(Pelvis)을
   고정하고 환자는 몸통을 한쪽으로 회
   전한다.

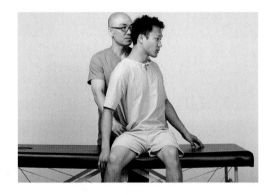

(4) 불가(Trace)와 영(Zero)

배속빗근은 촉진 되지 않으므로 이 장에서는 언급하지 않는다.

5) 몸통폄(Trunk Extension)

(1) 관련근육

① 가슴엉덩갈비근(Iliocostalis Thoracis Muscle)

② 허리엉덩갈비근(Iliocostalis Lumborum Muscle)

③ 가장긴가슴근(Longissimus Thoracis Muscle)

④ 가슴가시근(Spinalis Thoracis Muscle)

⑤ 가슴반가시근(Semispinalis Thoracis Muscle)

⑥ 허리네모근(Quadratus Lumborum Muscle)

⑦ 뭇갈래근(Multifidus Muscle)

(2) 정상(Normal)과 우(Good)

① 검사자세 : 환자는 검사대에 엎드린
자세(Prone Position)를 취한 후 손
바닥은 하늘을 향한다.

② 검사방법 : 검사자는 한 손으로 골반
을 고정한다. 다른손으로 저항을 가
슴(Thorax)에 줄 수 있다.

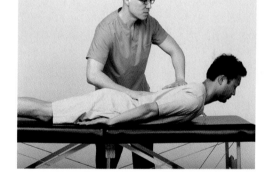

• 정상 : 완전한 운동범위와 근력에 해
당한다.

• 우 : 완전한 운동범위가 나오고 근력은 정상적인 근육의 약 75%에 해당된다.

(3) 양(Fair)과 가(Poor)

① 검사자세 : 환자는 검사대에 엎드린 자세(Prone Position)를 취한 후 손바닥은 하늘을
  향한다.

② 검사방법 : 검사자는 환자에게 저항을 가하지 않고 골반과 하지를 고정한다.

• 양 : 환자는 몸통을 완전한 운동범위로 폄한다.

• 가 : 환자는 몸통을 부분 운동범위로 굽힘한다.

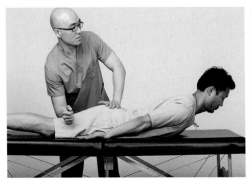 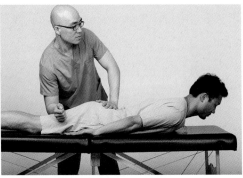

| 양 등급(Fair Grade) | 가 등급(Poor Grade) |

(4) 불가(Trace)와 영(Zero)

① 검사자세 : 환자는 검사대에 엎드린
  자세(Prone Position)를 취한 후 손
  바닥은 하늘을 향한다.

② 검사방법 : 환자가 몸통을 폄(Extension)
  하려고 할 때 손으로 등골뼈폄근을 촉
  진한다.

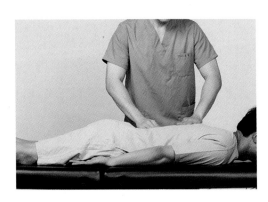

• 불가 : 움직임은 없지만 등골뼈폄근의
  수축은 촉진된다.

• 영 : 움직임이나 등골뼈폄근의 수축이 촉진되지 않는다.

6) 골반의 올림(Elevation of Pelvis)

(1) 관련근육

허리네모근(Quadratus Lumborum Muscle)

(2) 정상(Normal)과 우(Good)

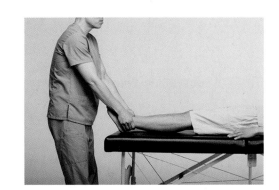

① 검사자세 : 환자는 바로 누운 자세 (Supine Position)를 취한다.
② 검사방법 : 환자는 양손을 검사대 위 에 놓고 골반을 한쪽 가슴(Thorax)쪽 으로 올린다. 이때 검사자는 한손으 로 발목부분을 고정하고 다른 손으로 발목 상부에 저항을 가한다.

• 정상 : 완전한 운동범위와 근력에 해당한다.
• 우 : 완전한 운동범위가 나오고 근력은 정상적인 근육의 약 75%에 해당된다.

(3) 양(Fair)

① 검사자세 : 환자는 서 있는 자세(Standing Position) 를 취한다.
② 검사방법 : 검사자는 환자의 가슴(Thorax)을 받쳐주 고 환자는 골반을 한쪽 가슴(Thorax)쪽으로 완전한 운동범위까지 올린다.

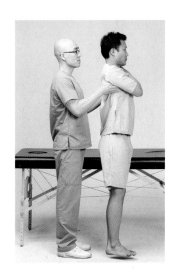

(4) 가(Poor)

① 검사자세 : 환자는 바로 누운 자세 (Supine Position)를 취한다.

② 검사방법 : 환자는 양손을 검사대 위에 놓고 골반을 한쪽 가슴(Thorax) 쪽으로 완전한 운동범위까지 올린다.

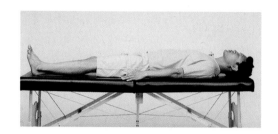

(5) 불가(Trace)와 영(Zero)

① 검사자세 : 환자는 바로 누운 자세 (Supine Position)를 취한다.

② 검사방법 : 환자는 양손을 검사대 위에 놓고 골반을 한쪽 가슴(Thorax)쪽으로 올리려고 시도한다.

• 불가 : 움직임은 없지만 척주세움근 (Erector Spinae Muscle) 가쪽면 아래 옆구리부위(Lumbar Region)에서 근수축이 촉진된다.

• 영 : 움직임이나 척주세움근 가쪽면 아래 옆구리 부위에서 근수축이 촉진되지 않는다.

2. 상지(Upper Extremity)의 도수근력검사(Manual Muscle Testing)

1) 어깨뼈 벌림 및 위쪽돌림(Scapular Abduction and Upward Rotation)

(1) 관련근육

① 앞톱니근(Serratus Anterior Muscle)

(2) 정상(Normal)과 우(Good)

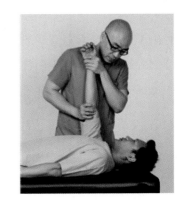

① 검사자세 : 환자는 검사대 위에 바로 누운 자세 (Supine Position)를 취한 후 어깨(Shoulder)는 90°굽힘(Flexion)하고 약간 벌림(Abduction)하며 팔꿈관절(Elbow Joint)은 폄(Extension) 한다.

② 검사방법 : 검사자는 환자가 팔을 위로 움직일때 아래팔과 팔꿈관절을 잡고 저항을 아래 내측 방향으로 가한다.

• 정상 : 완전한 운동범위와 근력에 해당한다.

• 우 : 완전한 운동범위가 나오고 근력은 정상적인 근육의 약 75%에 해당된다.

(3) 양(Fair)

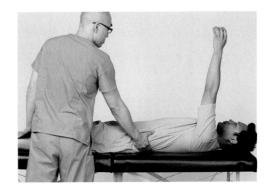

① 검사자세 : 환자는 검사대 위에 바로 누운 자세(Supine Position)를 취한 후 어깨(Shoulder)는 90°굽힘하고 검사자는 환자의 하부 갈비뼈(Rib) 부위를 고정한다.

② 검사방법 : 환자는 팔을 위로 완전한 운동 범위까지 움직인다.

(4) 가(Poor)

① 검사자세 : 환자는 의자 위에 앉은 자
   세(Sitting Position)를 취한 후 검사대
   위에 어깨(Shoulder)를 90 ° 굽힘하고
   검사자는 환자의 가슴(Thorax)을 고정
   한다.

② 검사방법 : 환자는 팔을 전방으로 완
   전한 운동 범위까지 움직인다.

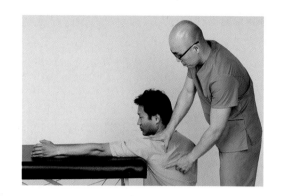

(5) 불가(Trace)와 영(Zero)

① 검사자세 : 환자는 검사대 위에 앉은 자세(Sitting
   Position)를 취한다.

② 검사방법 : 검사자는 환자의 팔을 받쳐주고 환자가 팔
   을 앞으로 내밀때 어깨뼈의 가쪽 가장자리와 중간 겨
   드랑이선 사이에서 앞톱니근을 촉진한다.

• 불가 : 움직임은 없지만 근수축은 촉진 된다.

• 영 : 움직임이나 근수축이 촉진 되지 않는다.

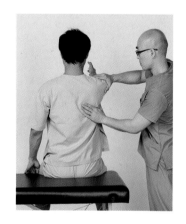

2) 어깨뼈 올림(Scapular Elevation)

(1) 관련근육

① 상부등세모근(Upper Trapezius Muscle)

② 어깨올림근(Levator Scapulae Muscle)

(2) 정상(Normal)과 우(Good)

① 검사자세 : 환자는 검사대 위에 앉은 자세(Sitting Position)를 취한 후 양 팔은 넙다리(Thigh)에 놓는다.

② 검사방법 : 검사자는 환자가 어깨를 위로 올릴때 저항을 아래로 가한다.

• 정상 : 완전한 운동범위와 근력에 해당한다.

• 우 : 완전한 운동범위가 나오고 근력은 정상적인 근육의 약 75%에 해당된다.

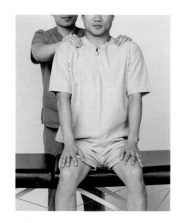

(3) 양(Fair)

① 검사자세 : 환자는 검사대 위에 앉은 자세(Sitting Position)를 취한 후 양 팔은 옆에 놓는다.

② 검사방법 : 환자는 어깨를 완전한 운동범위까지 들어 올린다.

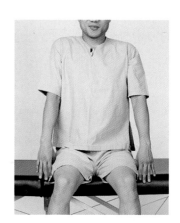

(4) 가(Poor)

① 검사자세 : 환자는 검사대 위에 엎드린 자세(Prone Position)를 한다.

② 검사방법 : 환자는 어깨를 귀쪽 방향으로 완전한 운동 범위까지 들어 올린다.

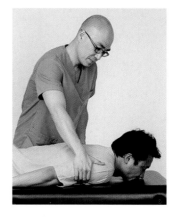

(5) 불가(Trace)와 영(Zero)

① 검사자세 : 환자는 검사대 위에 엎드
   린 자세(Prone Position)를 한다.

② 검사방법 : 검사자는 환자의 상부 등
   세모근에 촉진을 하고 환자는 어깨를
   귀쪽 방향으로 올린다.

• 불가 : 움직임은 없지만 근수축은 촉
  진 된다.

• 영 : 움직임이나 근수축이 촉진 되지 않는다.

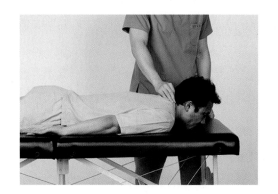

3) 어깨뼈 모음(Scapular Adduction)

(1) 관련근육

① 중부 등세모근(Middle Trapezius Muscle)

② 큰마름근(Rhomboid Major Muscle)

③ 작은마름근(Rhomboid Minor Muscle)

(2) 정상(Normal)과 우(Good)

① 검사자세 : 환자는 검사대 위에 엎드린 자세(Prone
   Position)를 취한 후 어깨(Shoulder)를 90°벌림
   (Abduction) 및 바깥회전(External Rotation), 팔
   꿈관절(Elbow Joint)을 90°굽힘(Flexion)한다.

② 검사방법 : 검사자는 환자가 팔을 수평으로 벌림
   (Abduction)하고 어깨뼈를 모음(Adduction) 할때
   어깨뼈 가쪽각(Lateral Angle)에 저항을 가한다.

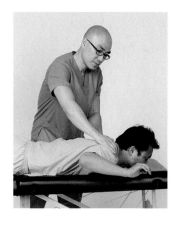

- 정상 : 완전한 운동범위와 근력에 해당한다.
- 우 : 완전한 운동범위가 나오고 근력은 정상적인 근육의 약 75%에 해당된다.

(3) 양(Fair)

① 검사자세 : 환자는 검사대 위에 엎드린 자세(Prone Position)를 취한 후 어깨(Shoulder)를 90 ° 벌림 (Abduction) 및 바깥회전(External Rotation), 팔 꿈관절(Elbow Joint)을 90 ° 굽힘(Flexion)한다.

② 검사방법 : 환자는 팔을 수평으로 완전한 운동 범위 까지 벌림(Abduction)하고 어깨뼈를 모음(Adduc-tion) 한다.

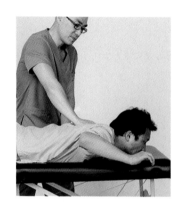

(4) 가(Poor)

① 검사자세 : 환자는 앉은 자세(Sitting Position)를 취한 후 어깨(Shoulder) 를 90 ° 벌림(Abduction)하여 받치고 팔꿈관절(Elbow Joint)을 약간 굽힘 (Flexion)한다.

② 검사방법 : 환자는 팔을 수평으로 벌 림(Abduction)하고 어깨뼈를 모음 (Adduction) 한다.

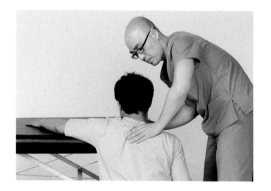

(5) 불가(Trace)와 영(Zero)

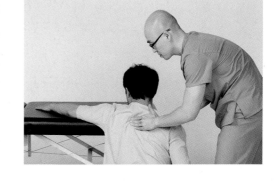

① 검사자세 : 환자는 앉은 자세(Sitting
   Position)를 취한 후 어깨(Shoulder)
   를 90 ° 벌림(Abduction)하여 받치고
   팔꿈관절(Elbow Joint)을 약간 굽힘
   (Flexion)한다.
② 검사방법 : 검사자는 환자의 중간등
   세모근에 촉진을 하고 환자는 어깨뼈
   를 모음한다.

• 불가 : 움직임은 없지만 근수축은 촉진 된다.
• 영 : 움직임이나 근수축이 촉진 되지 않는다.

4) 어깨뼈 내림과 모음(Scapular Depression and Adduction)

(1) 관련근육

① 아래등세모근(Lower Trapezius Muscle)

(2) 정상(Normal)과 우(Good)

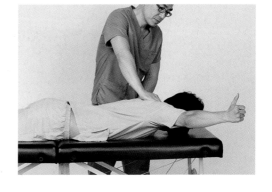

① 검사자세 : 환자는 검사대 위에 엎드
   린 자세(Prone Position)를 취한다.
② 검사방법 : 환자가 팔을 130 ° 정도
   벌림하고 팔을 들어 올릴때 검사자
   는 위쪽 및 가쪽으로 어깨뼈 가쪽각
   (Lateral Angle)에 저항을 가한다.

• 정상 : 완전한 운동범위와 근력에 해
  당한다.
• 우 : 완전한 운동범위가 나오고 근력은 정상적인 근육의 약 75%에 해당된다.

(3) 양(Fair)과 가(Poor)

① 검사자세 : 환자는 검사대 위에 엎드 린 자세(Prone Position)를 취한다.

② 검사방법 : 환자가 팔을 130°정도 벌 림하고 팔을 들어 올린다.

• 양 : 환자는 어깨를 완전한 운동범위로 올린다.

• 가 : 환자는 어깨를 부분 운동범위로 올린다.

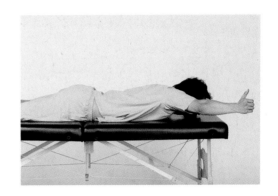

(4) 불가(Trace)와 영(Zero)

① 검사자세 : 환자는 검사대 위에 엎드 린 자세(Prone Position)를 취한다.

② 검사방법 : 환자가 팔을 130°정 도 벌림하고 팔을 들어 올리려 시도 할 때 검사자는 아래등뼈(Thoracic Vertebra)에서 촉진한다.

• 불가 : 움직임은 없지만 등뼈 아래에서 근수축은 촉진 된다.

• 영 : 움직임이나 등뼈 아래에서 근수축이 촉진 되지 않는다.

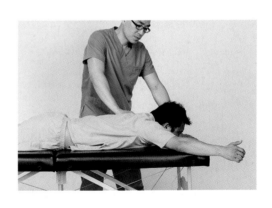

5) 어깨뼈 모음 및 아래회전(Scapular Adduction and Downward Rotation)

(1) 관련근육

① 큰마름근(Rhomboid Major Muscle)
② 작은마름근(Rhomboid Minor Muscle)

(2) 정상(Normal)과 우(Good)

① 검사자세 : 환자는 검사대 위에 엎
   드린 자세(Prone Position)를 취
   한 후 어깨를 안쪽회전(Internal
   Rotation)하고 팔은 뒤쪽으로 모음
   (Adduction) 한다.

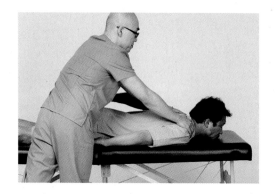

② 검사방법 : 환자가 팔을 들어 올리고
   어깨뼈를 모음할때 검사자는 약간 위
   쪽 및 가쪽으로 어깨뼈 안쪽모서리
   (Medial Border)에 저항을 가한다.

• 정상 : 완전한 근력에 해당된다.
• 우 : 정상적인 근육의 약 75%에 해당된다.

(3) 양(Fair)

① 검사자세 : 환자는 검사대 위에 엎드린 자세(Prone
   Position)를 취한 후 어깨를 안쪽회전(Internal Ro-
   tation)하고 팔은 뒤쪽으로 모음(Adduction) 한다.

② 검사방법 : 환자는 완전한 운동범위까지 팔을 들어
   올리고 어깨뼈를 모음한다.

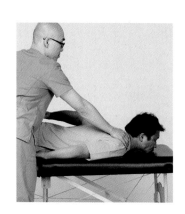

(4) 가(Poor)

① 검사자세 : 환자는 앉은 자세(Sitting Position)를 취한 후 어깨를 안쪽회전(Internal Rotation)하고 팔은 뒤쪽으로 모음(Adduction)한다. 그리고 검사자는 환자의 몸통을 앞뒤로 고정한다.

② 검사방법 : 환자는 완전한 운동 범위까지 어깨뼈를 모음한다.

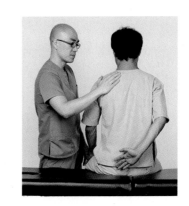

(5) 불가(Trace)와 영(Zero)

① 검사자세 : 환자는 앉은 자세(Sitting Position)를 취한 후 어깨를 안쪽회전(Internal Rotation)하고 팔은 뒤쪽으로 모음(Adduction) 한다.

② 검사방법 : 환자가 어깨뼈를 모음하려 시도할 때 검사자는 큰마름근과 작은마름근의 닿는곳(Insertion) 부위인 어깨뼈 안쪽모서리(Medial Border) 부위에서 촉진한다.

• 불가 : 움직임은 없지만 근수축은 촉진 된다.
• 영 : 움직임이나 근수축이 촉진 되지 않는다.

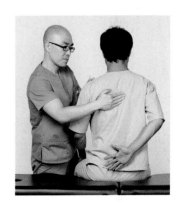

6) 어깨관절 굽힘(Shoulder Flexion)

(1) 관련근육

① 어깨세모근(Deltoid Muscle)
② 부리위팔근(Coracobrachialis Muscle)

(2) 정상(Normal)과 우(Good)

① 검사자세 : 환자는 앉은 자세(Sitting
　Position)를 취한 후 팔꿉관절을 약간
　굽힘하고 몸통 옆에 팔을 내려 놓는다.

② 검사방법 : 환자가 팔을 90°로 들어
　올릴때 검사자는 팔꿉관절 몸쪽부분
　(Proximal Part)에 저항을 가한다.

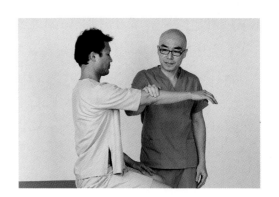

• 정상 : 완전한 운동범위와 근력에 해
　당한다.

• 우 : 완전한 운동범위가 나오고 근력은 정상적인 근육의 약 75%에 해당된다.

(3) 양(Fair)과 가(Poor)

① 검사자세 : 환자는 앉은 자세(Sitting
　Position)를 취한 후 팔꿉관절을 약간
　굽힘하고 몸통 옆에 팔을 내려 놓는다.

② 검사방법 : 환자는 팔을 90°로 굽힘
　한다.

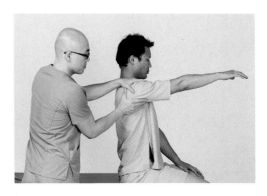

• 양 : 환자는 어깨를 완전한 운동범위
　로 올린다.

• 가 : 환자는 어깨를 부분 운동범위로 올린다.

(3) 불가(Trace)와 영(Zero)

① 검사자세 : 환자는 검사대 위에 바로 누운 자세(Supine Position)를 취한 후 양팔을 몸통 옆에 놓는다.

② 검사방법 : 환자가 어깨를 굽힘 하려고 시도할 때 검사자는 어깨세모근에서 촉진한다.

• 불가 : 움직임은 없지만 근수축은 촉진 된다.

• 영 : 움직임이나 근수축이 촉진 되지 않는다.

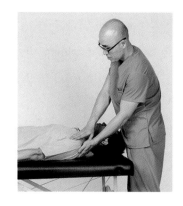

7) 어깨관절 폄(Shoulder Extension)

(1) 관련근육

① 넓은등근(Latissimus Dorsi Muscle)

② 큰원근(Teres Major Muscle)

③ 뒤어깨세모근(Posterior Deltoid Muscle)

(2) 정상(Normal)과 우(Good)

① 검사자세 : 환자는 엎드린 자세(Prone Position)를 취한 후 어깨를 안쪽회전(Internal Rotation)하고 모음(Adduction)한다.

② 검사방법 : 환자가 팔을 폄 할때 검사자는 팔꿉관절 몸쪽부분(Proximal Part)에 저항을 가한다.

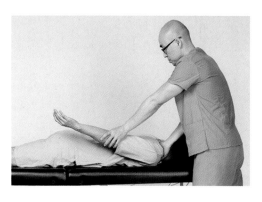

• 정상 : 완전한 운동범위와 근력에 해당한다.

• 우 : 완전한 운동범위가 나오고 근력은 정상적인 근육의 약 75%에 해당된다.

(3) 양(Fair)과 가(Poor)

① 검사자세 : 환자는 엎드린 자세
   (Prone Position)를 취한 후 어깨를
   안쪽회전(Internal Rotation)하고 모
   음(Adduction) 한다.

② 검사방법 : 환자가 팔을 폄 할때 검사
   자는 어깨뼈를 고정해준다.

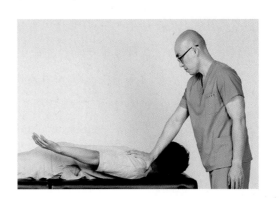

• 양 : 환자는 어깨를 완전한 운동범위
  로 올린다.

• 가 : 환자는 어깨를 부분 운동범위로 올린다.

(4) 불가(Trace)와 영(Zero)

① 검사자세 : 환자는 엎드린 자세
   (Prone Position)를 취한 후 어깨를
   안쪽회전(Internal Rotation)하고 모
   음(Adduction) 한다.

② 검사방법 : 환자가 팔을 폄하려고 시
   도할 때 검사자는 넓은등근, 큰원근,
   뒤어깨세모근 부위를 촉진한다.

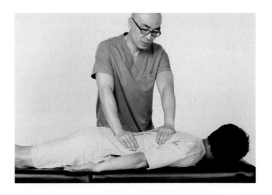

• 불가 : 움직임은 없지만 근수축은 촉진 된다.

• 영 : 움직임이나 근수축이 촉진 되지 않는다.

8) 어깨관절 벌림(Shoulder Abduction)

(1) 관련근육
① 중간어깨세모근(Middle Deltoid Muscle)
② 가시위근(Supraspinatus Muscle)

(2) 정상(Normal)과 우(Good)

① 검사자세 : 환자는 앉은 자세(Sitting
   Position)를 취한 후 팔꿉관절을 약간
   굽힘한 상태에서 팔을 옆에 놓는다.
② 검사방법 : 환자가 팔을 들어 올리
   려 시도할 때 검사자는 어깨관절
   을 고정하고 팔꿉 관절의 몸쪽부분
   (Proximal Part)에 저항을 가한다.

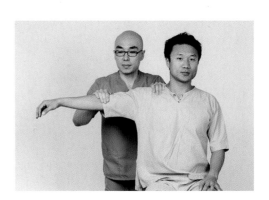

• 정상 : 완전한 운동범위와 근력에 해
   당한다.
• 우 : 완전한 운동범위가 나오고 근력은 정상적인 근육의 약 75%에 해당된다.

(3) 양(Fair)

① 검사자세 : 환자는 앉은 자세(Sitting
   Position)를 취한 후 팔꿉관절을 약간
   굽힘한 상태에서 팔을 옆에 놓는다.
② 검사방법 : 검사자는 어깨관절을 고
   정하고 환자는 팔을 90 ° 벌림한다.

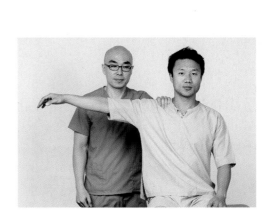

(4) 가(Poor)

① 검사자세 : 환자는 바로 누운 자세
    (Supine Position)를 취한 후 팔꿈관
    절을 약간 굽힘한 상태에서 팔을 옆
    에 놓는다.
② 검사방법 : 검사자는 어깨관절을 고
    정하고 환자는 팔을 90°벌림한다.

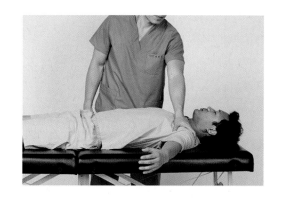

(5) 불가(Trace)와 영(Zero)

① 검사자세 : 환자는 바로 누운 자세
    (Supine Position)를 취한 후 팔꿈관
    절을 약간 굽힘한 상태에서 팔을 옆
    에 놓는다.
② 검사방법 : 환자가 팔을 벌림하려 시
    도할 때 검사자는 어깨세모근과 가시
    위근을 촉진한다.
• 불가 : 움직임은 없지만 근수축은 촉진 된다.
• 영 : 움직임이나 근수축이 촉진 되지 않는다.

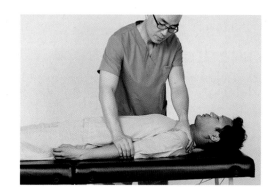

9) 어깨관절 수평 벌림(Shoulder Horizontal Abduction)

(1) 관련근육

① 뒤어깨세모근(Posterior Deltoid Muscle)

(2) 정상(Normal)과 우(Good)

① 검사자세 : 환자는 엎드린 자세 (Prone Position)를 취한 후 어깨를 90 ° 벌림하고 팔꿈관절을 구부리고 검사대 끝에 내려 놓는다.

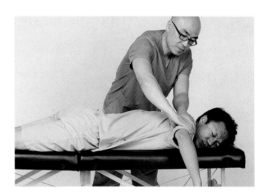

② 검사방법 : 환자가 팔을 수평으로 벌림할 때 검사자는 어깨뼈를 고정하고 팔꿈관절 몸쪽부분(Proximal Part)에 저항을 가한다.

• 정상 : 완전한 운동범위와 근력에 해당한다.

• 우 : 완전한 운동범위가 나오고 근력은 정상적인 근육의 약 75%에 해당된다.

(3) 양(Fair)

① 검사자세 : 환자는 엎드린 자세 (Prone Position)를 취한 후 어깨를 90 ° 벌림하고 팔꿈관절을 구부리고 검사대 끝에 내려 놓는다.

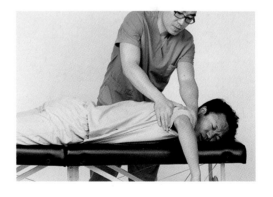

② 검사방법 : 검사자는 어깨뼈 주위를 고정하고 환자는 팔을 완전한 범위로 수평 벌림한다.

(4) 가(Poor)

① 검사자세 : 환자는 앉은 자세(Sitting
Position)를 취한 후 팔꿈관절을 약
간 굽힘한 상태에서 팔을 90°벌림하
여 검사대 위에 놓는다.

② 검사방법 : 검사자는 어깨뼈 주위를
고정하고 환자는 팔을 완전한 범위로
수평 벌림한다.

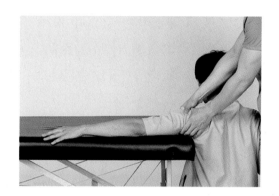

(5) 불가(Trace)와 영(Zero)

① 검사자세 : 환자는 앉은 자세(Sitting
Position)를 취한 후 팔꿈관절을 약
간 굽힘한 상태에서 팔을 90°벌림하
여 검사대 위에 놓는다.

② 검사방법 : 검사자는 한손으로 어깨뼈
주위를 고정하고 다른손은 환자가 수
평벌림을 시도할 때 뒤어깨세모근을
촉진한다.

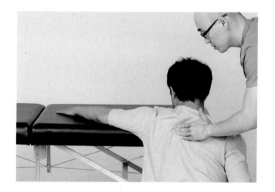

• 불가 : 움직임은 없지만 근수축은 촉진 된다.

• 영 : 움직임이나 근수축이 촉진 되지 않는다.

10) 어깨관절 수평 모음(Shoulder Horizontal Adduction)

(1) 관련근육

① 큰가슴근(Pectoralis Major Muscle)

(2) 정상(Normal)과 우(Good)

① 검사자세 : 환자는 바로 누운 자세 (Supine Position)를 취한 후 팔꿉관 절을 굽힘한 상태에서 팔을 90°벌림 하여 옆에 놓는다.

② 검사방법 : 환자가 팔을 수평모음하 려 시도할 때 검사자는 어깨뼈를 고 정하고 팔꿉관절 몸쪽부분(Proximal Part)에 저항을 가한다.

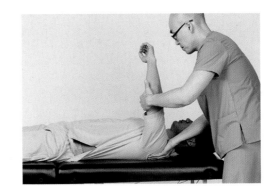

- 정상 : 완전한 운동범위와 근력에 해당한다.
- 우 : 완전한 운동범위가 나오고 근력은 정상적인 근육의 약 75%에 해당된다.

(3) 양(Fair)

① 검사자세 : 환자는 바로 누운 자세 (Supine Position)를 취한 후 어깨관 절을 90°벌림한다.

② 검사방법 : 검사자는 어깨뼈 주위를 고정하고 환자는 수직자세(Vertical Position)로 모음(Adduction)한다.

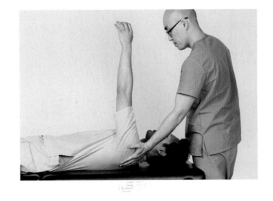

(4) 가(Poor)

① 검사자세 : 환자는 앉은 자세(Sitting
Position)를 취한 후 팔꿈관절을 약
간 굽힘한 상태에서 팔을 90 ° 벌림하
여 검사대 위에 놓는다.

② 검사방법 : 검사자는 어깨뼈 주위를
고정하고 환자는 팔을 완전한 범위로
수평 모음한다.

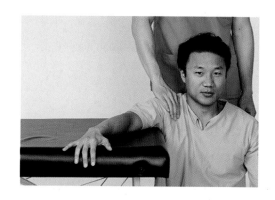

(5) 불가(Trace)와 영(Zero)

① 검사자세 : 환자는 앉은 자세(Sitting
Position)를 취한 후 팔꿈관절을 약
간 굽힘한 상태에서 팔을 90 ° 벌림하
여 검사대 위에 놓는다.

② 검사방법 : 검사자는 한손으로 어깨
뼈 주위를 고정하고 다른손은 환자가
수평 모음을 시도할 때 큰가슴근을
촉진한다.

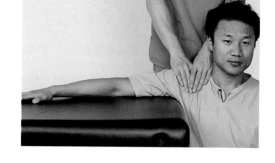

• 불가 : 움직임은 없지만 근수축은 촉진 된다.

• 영 : 움직임이나 근수축이 촉진 되지 않는다.

11) 어깨관절 바깥돌림(Shoulder External Rotation)

(1) 관련근육

① 가시아래근(Infraspinatus Muscle)

② 작은원근(Teres Minor Muscle)

(2) 정상(Normal)과 우(Good)

① 검사자세 : 환자는 엎드린 자세 (Prone Position)를 취한 후 어깨를 90˚ 벌림하고 팔꿈관절을 구부리고 검사대 끝에 내려 놓는다.

② 검사방법 : 환자가 팔을 바깥돌림할 때 검사자는 어깨뼈를 고정하고 손목관절 근위부에 저항을 가한다.

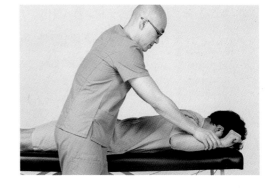

• 정상 : 완전한 운동범위와 근력에 해당한다.

• 우 : 완전한 운동범위가 나오고 근력은 정상적인 근육의 약 75%에 해당된다.

(3) 양(Fair)

① 검사자세 : 환자는 엎드린 자세 (Prone Position)를 취한 후 어깨를 90˚ 벌림하고 팔꿈관절을 구부리고 검사대 끝에 내려 놓는다.

② 검사방법 : 검사자는 한손으로 어깨뼈를 고정하고 다른 손은 상완 위에 놓고 환자는 팔을 완전한 범위로 바깥벌림한다.

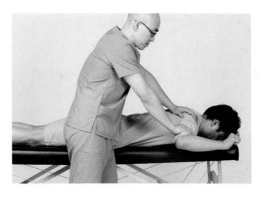

(4) 가(Poor)

① 검사자세 : 환자는 엎드린 자세 (Prone Position)를 취한 후 팔꿈관절을 완전히 펴고 팔을 검사대 끝에 내려 놓는다.

② 검사방법 : 검사자는 한손으로 어깨뼈를 고정하고 환자는 팔을 완전한 범위로 바깥 돌림한다.

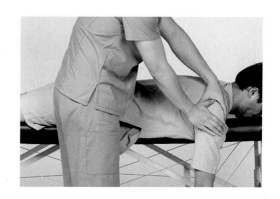

(5) 불가(Trace)와 영(Zero)

① 검사자세 : 환자는 엎드린 자세 (Prone Position)를 취한 후 팔꿈관절을 완전히 펴고 팔을 검사대 끝에 내려 놓는다.

② 검사방법 : 검사자는 한손으로 어깨뼈를 고정하고 다른 손은 환자가 팔을 바깥돌림을 시도할 때 가시아래근과 작은원근을 촉진한다.

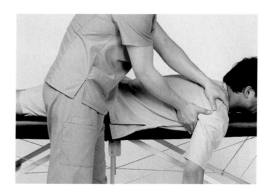

• 불가 : 움직임은 없지만 근수축은 촉진 된다.

• 영 : 움직임이나 근수축이 촉진 되지 않는다.

12) 어깨관절 안쪽돌림(Shoulder Internal Rotation)

(1) 관련근육

① 어깨밑근(Subscapularis Muscle)

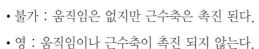

(2) 정상(Normal)과 우(Good)

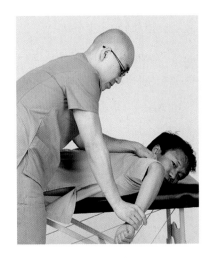

① 검사자세 : 환자는 엎드린 자세(Prone Position)를 취한 후 어깨를 90°벌림하고 팔꿈관절을 구부리고 검사대 끝에 내려 놓는다.

② 검사방법 : 환자가 팔을 안쪽돌림할 때 검사자는 어깨뼈를 고정하고 손목관절 몸쪽부분(Proximal Part)에 저항을 가한다.

• 정상 : 완전한 운동범위와 근력에 해당한다.

• 우 : 완전한 운동범위가 나오고 근력은 정상적인 근육의 약 75%에 해당된다.

(3) 양(Fair)

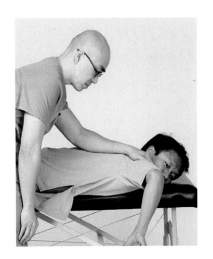

① 검사자세 : 환자는 엎드린 자세(Prone Position)를 취한 후 어깨를 90°벌림 하고 팔꿈관절을 구부리고 검사대 끝에 내려 놓는다.

② 검사방법 : 검사자는 한손으로 어깨뼈를 고정하고 환자는 팔을 완전한 운동범위까지 위쪽으로 안쪽돌림한다.

(4) 가(Poor)

① 검사자세 : 환자는 엎드린 자세
   (Prone Position)를 취한 후 팔꿈관
   절을 완전히 펴고 팔을 검사대 끝에
   내려 놓는다.
② 검사방법 : 검사자는 한손으로 어깨
   뼈를 고정하고 환자는 팔을 완전한
   운동 범위로 안쪽 돌림한다.

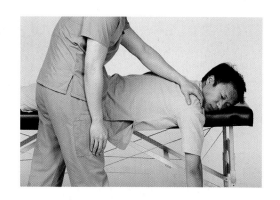

(5) 불가(Trace)와 영(Zero)

① 검사자세 : 환자는 엎드린 자세(Prone Posi-
   tion)를 취한 후 팔꿈관절을 완전히 펴고 팔을
   검사대 끝에 내려 놓는다.
② 검사방법 : 검사자는 한손으로 어깨뼈를 고정하
   고 다른손은 환자가 팔을 안쪽돌림을 시도할 때
   겨드랑(Axilla) 주위에서 어깨밑근을 촉진한다.
• 불가 : 움직임은 없지만 근수축은 촉진 된다.
• 영 : 움직임이나 근수축이 촉진 되지 않는다.

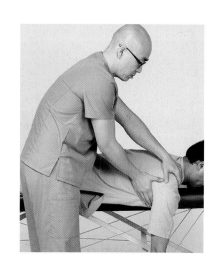

13) 팔꿈관절 굽힘(Elbow Flexion)

(1) 관련근육

① 위팔두갈래근(Biceps Brachii Muscle)
② 위팔근(Brachialis Muscle)
③ 위팔노근(Brachioradialis Muscle)

(2) 정상(Normal)과 우(Good)

① 검사자세 : 환자는 앉은 자세(Sitting Position)를 취한 후 위팔(Upper Arm)을 옆에 놓고 아래팔(Forearm)은 근육 위치에 따라 다양하게 취한다.

② 검사방법 : 환자가 팔꿉관절을 굽힘할때 검사자는 위팔을 고정하고 손목관절 몸쪽부분(Proximal Part)에 저항을 가한다.

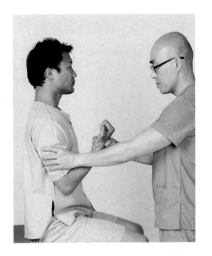

• 정상 : 완전한 운동범위와 근력에 해당한다.

• 우 : 완전한 운동범위가 나오고 근력은 정상적인 근육의 약 75%에 해당된다.

> **근육별 위치**
>
> 위팔두갈래근 : 아래팔은 뒤침(Supination)을 취한다.
> 위팔근 : 아래팔은 엎침(Pronation)을 취한다.
> 위팔노근 : 아래팔은 중립위(Midposition)를 취한다.

(3) 양(Fair)

① 검사자세 : 환자는 앉은 자세(Sitting Position)를 취한 후 위팔을 옆에 놓고 아래팔은 근육 위치에 따라 다양하게 취한다.

② 검사방법 : 검사자는 위팔을 고정하고 환자는 팔꿉관절을 완전한 운동범위까지 굽힘(Flexion)한다.

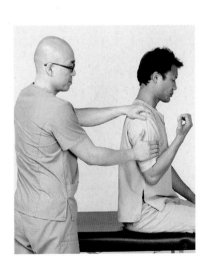

(4) 가(Poor)

① 검사자세 : 환자는 바로 누운 자세(Supine Po-
　sition)를 취한 후 어깨(Shoulder)는 벌림(Ab-
　duction) 및 바깥돌림(External Rotation)을
　한다.

② 검사방법 : 검사자는 위팔을 고정하고 환자는
　팔꿉관절을 완전한 운동범위까지 굽힘(Flexion)
　한다.

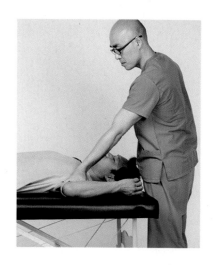

(5) 불가(Trace)와 영(Zero)

① 검사자세 : 환자는 팔을 펴고 바로 누운 자세
　(Supine Position)를 취한다.

② 검사방법 : 환자가 팔꿉관절을 굽힘하려고 시도
　할 때 검사자는 각 근육을 촉진한다.

• 불가 : 움직임은 없지만 근수축은 촉진 된다.

• 영 : 움직임이나 근수축이 촉진 되지 않는다.

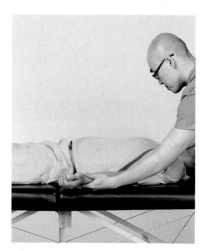

근육별 위치

위팔두갈래근 : 위팔뼈 앞면 중부 1/3에서 촉진한다.

위팔근 : 위팔두갈래근 안쪽아래에서 촉진한다.

위팔노근 : 팔꿉관절 아래 아래팔의 앞가쪽에서 촉진한다.

14) 팔꿈관절 폄(Elbow Extension)

(1) 관련근육

① 위팔세갈래근(Triceps Brachii Muscle)

(2) 정상(Normal)과 우(Good)

① 검사자세 : 환자는 바로 누운 자세(Supine Position)를 취한 후 어깨는 90°굽힘한다.

② 검사방법 : 환자가 팔꿈관절을 폄(Extension)하려고 시도할 때 검사자는 위팔(Upper Arm)을 고정하고 손목관절(Wrist Joint) 근위부에 저항을 가한다.

• 정상 : 완전한 운동범위와 근력에 해당한다.

• 우 : 완전한 운동범위가 나오고 근력은 정상적인 근육의 약 75%에 해당된다.

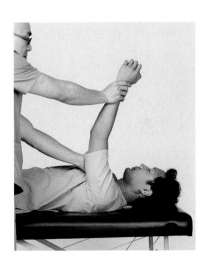

(3) 양(Fair)

① 검사자세 : 환자는 바로 누운 자세(Supine Position)를 취한 후 어깨는 90°굽힘한다.

② 검사방법 : 검사자는 위팔(Upper Arm)을 고정하고 환자는 팔꿈관절을 완전한 운동범위로 폄(Extension)한다.

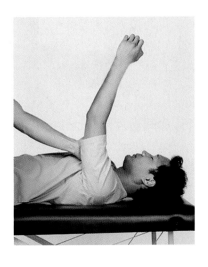

(4) 가(Poor)

① 검사자세 : 환자는 바로 누운 자세(Supine Po-
sition)를 취한 후 어깨는 90 ° 벌림(Abduc-
tion) 및 바깥돌림(External Rotation)하여 팔
꿈관절을 굽힘(Flexion)한다.

② 검사방법 : 검사자는 위팔(Upper Arm)을 고정
하고 환자는 팔꿈관절을 완전한 운동범위로 폄
(Extension)한다.

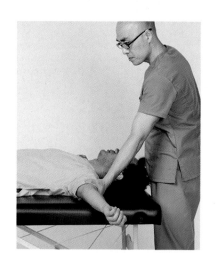

(5) 불가(Trace)와 영(Zero)

① 검사자세 : 환자는 바로 누운 자세(Supine
Position)를 취한 후 검사자는 환자의 어깨를
90 ° 벌림 시키고 팔꿈관절을 굽힘시킨다.

② 검사방법 : 환자가 폄을 시도하려 할때 검사자
는 위팔세갈래근을 촉진한다.

• 불가 : 움직임은 없지만 근수축은 촉진 된다.

• 영 : 움직임이나 근수축이 촉진 되지 않는다.

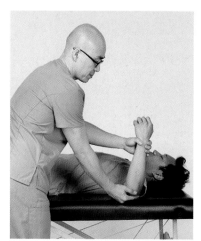

15) 아래팔 뒤침(Forearm Supination)

(1) 관련근육

① 위팔두갈래근(Biceps Brachii Muscle)

② 손뒤침근(Supinator Muscle)

(2) 정상(Normal)과 우(Good)

① 검사자세 : 환자는 앉은 자세(Sitting Position)를 취한 후 팔꿈관절을 90°굽힘한 상태에서 아래팔을 엎침(Pronation)한다.

② 검사방법 : 검사자는 위팔(Upper Arm)을 고정하고 환자가 뒤침을 시도할 때 노뼈 먼쪽부분(Distal Part)의 등쪽면(Dorsal Surface)에 저항을 가한다.

- 정상 : 완전한 운동범위와 근력에 해당한다.
- 우 : 완전한 운동범위가 나오고 근력은 정상적인 근육의 약 75%에 해당된다.

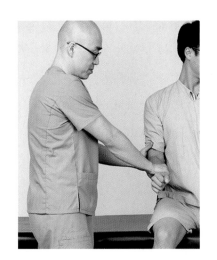

(3) 양(Fair)과 가(Poor)

① 검사자세 : 환자는 앉은 자세(Sitting Position)를 취한 후 팔꿈관절을 90°굽힘한 상태에서 아래팔을 엎침(Pronation)한다. 이때 검사자는 환자의 아래팔을 받쳐준다.

② 검사방법 : 환자는 아래팔을 뒤침한다.

- 양 : 환자는 아래팔을 완전한 운동범위로 뒤침한다.
- 가 : 환자는 아래팔을 부분 운동범위로 뒤침한다.

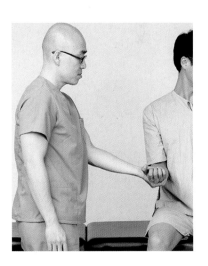

(4) 불가(Trace)와 영(Zero)

① 검사자세 : 환자는 앉은 자세(Sit-
   ting Position)를 취한 후 팔꿉관절
   을 90°굽힘한 상태에서 아래팔을 엎
   침(Pronation)하고 손목관절은 굽힘
   한다. 이때 검사자는 환자의 아래팔
   을 받쳐준다.

② 검사방법 : 환자는 아래팔을 뒤침하
   려 시도할 때 검사자는 손뒤침근을 촉진한다.

• 불가 : 움직임은 없지만 근수축은 촉진 된다.

• 영 : 움직임이나 근수축이 촉진 되지 않는다.

16) 아래팔 엎침(Forearm Pronation)

(1) 관련근육

① 원엎침근(Pronator Teres Muscle)

② 네모엎침근(Pronator Quadratus Muscle)

(2) 정상(Normal)과 우(Good)

① 검사자세 : 환자는 앉은 자세(Sitting
   Position)를 취한 후 팔꿉관절을
   90°굽힘한 상태에서 아래팔을 엎침
   (Pronation)한다.

② 검사방법 : 검사자는 위팔(Upper
   Arm)을 고정하고 환자가 엎침을
   시도할 때 노뼈(Radius) 먼쪽부분

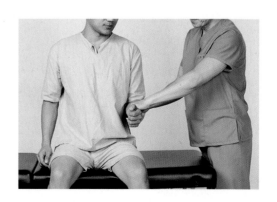

(Distal Part)의 수장면(Palmar Surface)에 저항을 가한다.

- 정상 : 완전한 운동범위와 근력에 해당한다.
- 우 : 완전한 운동범위가 나오고 근력은 정상적인 근육의 약 75%에 해당된다.

(3) 양(Fair)과 가(Poor)

① 검사자세 : 환자는 앉은 자세(Sitting Position)를 취한 후 팔꿈관절을 90°굽힘한 상태에서 아래팔을 뒤침(Supination)한다. 이때 검사자는 환자의 아래팔을 받쳐준다.

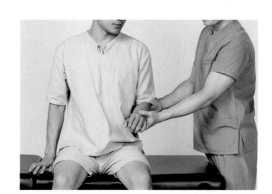

② 검사방법 : 환자는 아래팔을 엎침한다.

- 양 : 환자는 아래팔을 완전한 운동범위로 엎침한다.
- 가 : 환자는 아래팔을 부분 운동범위로 엎침한다.

(4) 불가(Trace)와 영(Zero)

① 검사자세 : 환자는 앉은 자세(Sitting Position)를 취한 후 팔꿈관절을 90°굽힘한 상태에서 아래팔을 뒤침(Supination)한다. 이때 검사자는 환자의 아래팔을 받쳐준다.

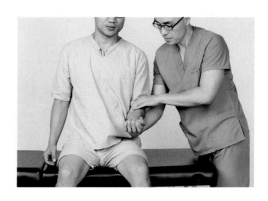

② 검사방법 : 환자는 아래팔을 엎침하려 시도할 때 검사자는 엎침근을 촉진한다.

- 불가 : 움직임은 없지만 근수축은 촉진 된다.
- 영 : 움직임이나 근수축이 촉진 되지 않는다.

17) 손목관절 굽힘(Wrist Flexion)

(1) 관련근육

① 노쪽손목굽힘근(Flexor Carpi Radialis Muscle)

② 자쪽손목굽힘근(Flexor Carpi Ulnaris Muscle)

(2) 정상(Normal)과 우(Good)

① 검사자세 : 환자는 아래팔을 검사대 위에 뒤침한 상태로 위치시킨다.

② 검사방법 : 검사자는 환자의 아래팔 (Forearm)을 고정하고 환자가 손 목관절 굽힘을 시도할 때 손바닥쪽 (Palmar Surface)에 저항을 가한다.

- 정상 : 완전한 운동범위와 근력에 해 당한다.

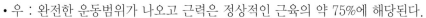

- 우 : 완전한 운동범위가 나오고 근력은 정상적인 근육의 약 75%에 해당된다.

(3) 양(Fair)

① 검사자세 : 환자는 아래팔을 검사대 위에 뒤침한 상태로 위치시킨다.

② 검사방법 : 검사자는 환자의 아래팔 을 고정하고 환자는 손목관절을 완전 한 운동 범위로 굽힘한다.

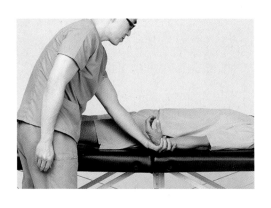

(4) 가(Poor)

① 검사자세 : 환자는 아래팔을 검사대 위에 중립위(Midposition) 상태로 위치시킨다.

② 검사방법 : 검사자는 환자의 아래팔을 고정하고 환자는 손목관절을 완전한 운동범위로 굽힘(Flexion) 한다.

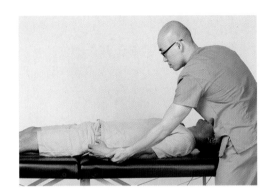

(5) 불가(Trace)와 영(Zero)

① 검사자세 : 환자는 아래팔을 검사대 위에 뒤침한 상태로 위치시킨다.

② 검사방법 : 검사자는 환자가 손목관절 굽힘을 시도할 때 가쪽과 안쪽에서 노쪽손목굽힘근과 자쪽손목굽힘근을 촉진한다.

• 불가 : 움직임은 없지만 근수축은 촉진 된다.

• 영 : 움직임이나 근수축이 촉진 되지 않는다.

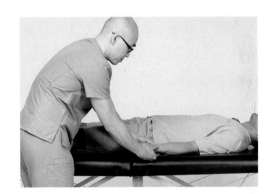

18) 손목관절 폄(Wrist Extension)

(1) 관련근육

① 긴노쪽손목폄근(Extensor Carpi Radialis Longus Muscle)

② 짧은노쪽손목폄근(Extensor Carpi Radialis Brevis Muscle)

③ 자쪽손목폄근(Extensor Carpi Ulnaris Muscle)

(2) 정상(Normal)과 우(Good)

① 검사자세 : 환자는 아래팔을 검사대
위에 엎침한 상태로 위치시킨다.

② 검사방법 : 검사자는 환자의 아래
팔을 고정하고 환자가 손목관절 폄
(Extension)을 시도할 때 등쪽면
(Dorsal Surface)에 저항을 가한다.

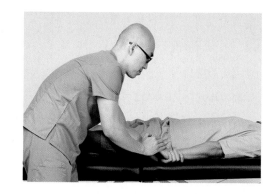

• 정상 : 완전한 운동범위와 근력에 해
당한다.

• 우 : 완전한 운동범위가 나오고 근력은 정상적인 근육의 약 75%에 해당된다.

(3) 양(Fair)

① 검사자세 : 환자는 아래팔을 검사대
위에 엎침한 상태로 위치시킨다.

② 검사방법 : 검사자는 환자의 아래팔
을 고정하고 환자는 손목관절을 완전
한 운동범위로 폄한다.

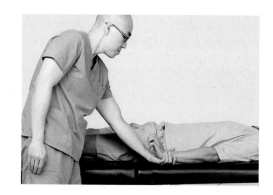

(4) 가(Poor)

① 검사자세 : 환자는 아래팔을 검사대
위에 중립위(Midposition) 상태로 위
치시킨다.

② 검사방법 : 검사자는 환자의 아래팔
을 고정하고 환자는 손목관절을 완전
한 운동범위로 폄(Extension) 한다.

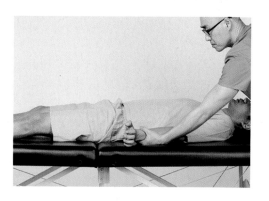

(5) 불가(Trace)와 영(Zero)

① 검사자세 : 환자는 아래팔을 검사대 위에 엎침한 상태로 위치시킨다.

② 검사방법 : 검사자는 환자가 손목관절 폄(Extension)을 시도할 때 가쪽과 안쪽에서 긴노쪽손목폄근과 짧은 노쪽손목폄근 그리고 자쪽손목폄근을 촉진한다.

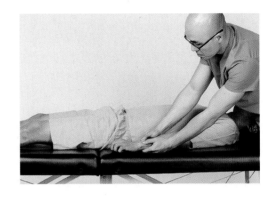

- 불가 : 움직임은 없지만 근수축은 촉진 된다.
- 영 : 움직임이나 근수축이 촉진 되지 않는다.

3. 하지(Lower Extremity)의 도수근력검사(Manual Muscle Testing)

1) 엉덩관절 굽힘(Hip Flexion)

(1) 관련근육

① 큰허리근(Posas Major Muscle)

② 엉덩근(Iliacus Muscle)

(2) 정상(Normal)과 우(Good)

① 검사자세 : 환자는 검사대에 앉은 자세(Sitting Position)를 취한다.

② 검사방법 : 환자는 검사대를 잡고 검사자는 골반을 뒤기울림(Posterior Tilt) 상태에서 고정한다. 환자가 엉

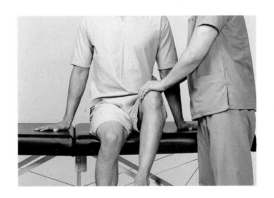

덩관절을 굽힘할때 넙다리(Thigh) 먼쪽부분에 저항을 가한다.

- 정상 : 완전한 운동범위와 근력에 해당한다.
- 우 : 완전한 운동범위가 나오고 근력은 정상적인 근육의 약 75%에 해당된다.

(3) 양(Fair)

① 검사자세 : 환자는 검사대에 앉은 자
세(Sitting Position)를 취한다.

② 검사방법 : 환자는 검사대를 잡고 검
사자는 골반을 뒤기울임(Posterior
Tilt) 상태에서 고정한다. 환자가 엉
덩관절을 완전한 운동범위까지 굽힘
할 때 저항을 가하지 않는다.

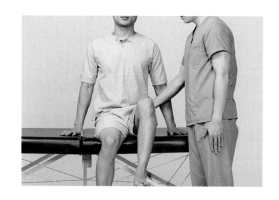

(4) 가(Poor)

① 검사자세 : 환자는 검사대에 옆으로
누운 자세(Side Position)를 취한 후
검사자는 환자의 한쪽 다리가 일직선
이 되도록 받쳐준다.

② 검사방법 : 검사자는 골반을 후경
(Posterior Tilt) 상태에서 고정하고
환자가 아래쪽 엉덩관절을 완전한 운
동범위까지 굽힘할 때 저항을 가하지 않는다.

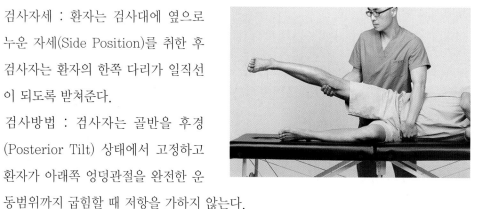

(5) 불가(Trace)와 영(Zero)

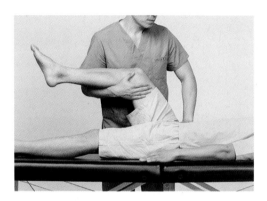

① 검사자세 : 환자는 바로 누운 자세 (Supine Position)를 취한 후 검사자 는 무릎관절 부위를 받쳐준다.

② 검사방법 : 환자는 엉덩관절을 굽힘 하려고 시도한다. 이때 검사자는 큰 허리근의 수축유무를 샅고랑인대 먼 쪽부위에서 촉진한다.

• 불가 : 움직임은 없지만 넙다리빗근 (Sartorius Muscle)의 안쪽 위에 샅고랑인대(Inguinal Ligament) 먼쪽부분에서 근수 축이 촉진된다.

• 영 : 움직임이나 넙다리빗근의 안쪽 위에 샅고랑인대 먼쪽부분에서 근수축이 촉진되지 않는다.

2) 엉덩관절 굽힘(Flexion), 벌림(Abduction), 무릎관절 굽힘(Flexion)과 함께 바깥돌림(Lateral Rotation)

(1) 관련근육

① 넙다리빗근(Sartorius Muscle)

(2) 정상(Normal)과 우(Good)

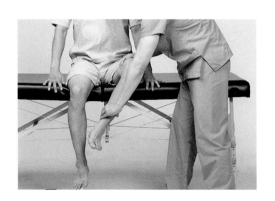

① 검사자세 : 환자는 검사대에 앉은 자 세(Sitting Position)를 취한다.

② 검사방법 : 환자가 엉덩관절을 굽힘, 벌림, 바깥돌림, 무릎관절 굽힘할 때 검사자는 한 손으로 엉덩관절 폄과

모음 방향으로 넙다리 먼쪽부분에 저항을 주고, 다른 한손은 무릎관절 폄과 벌림 방향으로 발목에 저항을 준다.

- 정상 : 완전한 운동범위와 근력에 해당한다.
- 우 : 완전한 운동범위가 나오고 근력은 정상적인 근육의 약 75%에 해당된다.

(3) 양(Fair)

① 검사자세 : 환자는 검사대에 앉은 자세(Sitting Position)를 취한다.

② 검사방법 : 환자는 검사대를 잡고 검사자는 골반을 뒤기울임(Posterior Tilt) 상태에서 고정한다. 환자는 엉덩관절 굽힘, 벌림, 바깥돌림 및 무릎관절 굽힘을 완전한 운동범위까지 시도할 때 검사자는 저항을 가하지 않는다.

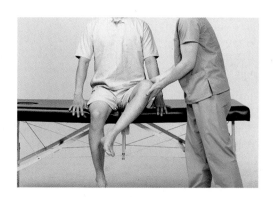

(4) 가(Poor)

① 검사자세 : 환자는 바로 누운 자세(Supine Position)를 취한다.

② 검사방법 : 검사자는 골반을 고정하고 환자는 엉덩관절 굽힘, 벌림, 바깥돌림 및 무릎관절 굽힘을 완전한 운동범위까지 시도할 때 검사자는 저항을 가하지 않는다.

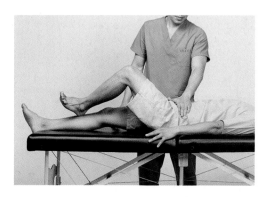

(5) 불가(Trace)와 영(Zero)

① 검사자세 : 환자는 바로 누운 자세 (Supine Position)를 취한 후 검사자 는 무릎관절 부위를 받쳐준다.

② 검사방법 : 환자는 엉덩관절 굽힘, 벌 림, 바깥돌림 및 무릎관절 굽힘을 시 도한다. 이때 검사자는 위앞엉덩뼈가 시(Anterior Superior Iliac Spine) 의 바로 아래 이는곳(Origin) 근처에 서 넙다리빗근수축을 촉진한다.

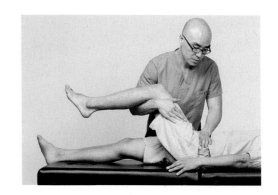

• 불가 : 움직임은 없지만 위앞엉덩뼈가시의 바로 아래 이는곳 근처에서 넙다리빗근의 수 축이 촉진된다.

• 영 : 움직임이나 위앞엉덩뼈가시의 바로 아래 이는곳(Origin) 근처에서 넙다리빗근의 수축이 촉진되지 않는다.

3) 엉덩관절 폄(Hip Extension)

(1) 관련근육

① 큰볼기근(Gluteus Maximus Muscle)
② 넙다리뒤근육(Hamstring Muscle)

(2) 정상(Normal)과 우(Good)

① 검사자세 : 환자는 검사대에 무릎을
   펴고 엎드린 자세(Prone Position)
   를 취한다.

② 검사방법 : 검사자는 골반을 고정하
   고 환자가 엉덩관절 폄을 시도할 때
   무릎관절 몸쪽부분(Proximal Part)
   에 저항을 가한다.

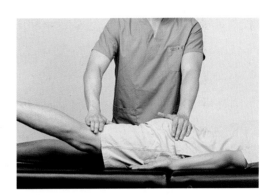

• 정상 : 완전한 운동범위와 근력에 해
  당한다.

• 우 : 완전한 운동범위가 나오고 근력은 정상적인 근육의 약 75%에 해당된다.

(3) 양(Fair)

① 검사자세 : 환자는 검사대에 무릎을
   펴고 엎드린 자세(Prone Position)
   를 취한다.

② 검사방법 : 검사자는 골반을 고정하
   고 환자가 엉덩관절 폄을 시도할 때
   무릎관절 몸쪽부분(Proximal Part)
   에 저항을 가하지 않는다.

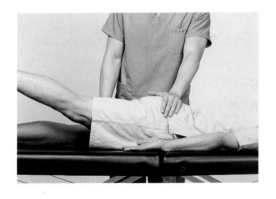

(4) 가(Poor)

① 검사자세 : 환자는 검사대에 무릎을
  펴고 옆으로 누운 자세(Side Posi-
  tion)를 취한다.
② 검사방법 : 검사자는 위쪽 다리를 받
  쳐주고 환자가 엉덩관절 폄을 시도
  할 때 무릎관절 몸쪽부분(Proximal
  Part)에 저항을 가하지 않는다.

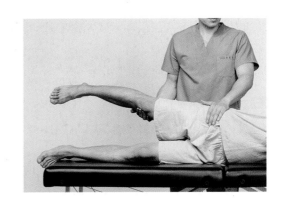

(5) 불가(Trace)와 영(Zero)

① 검사자세 : 환자는 검사대에 무릎을
  펴고 엎드린 자세(Prone Position)
  를 취한다.
② 검사방법 : 환자가 엉덩관절 폄을 시
  도할 때 큰볼기근의 수축을 촉진한다.
• 불가 : 움직임은 없지만 큰볼기근의
  수축이 촉진된다.
• 영 : 움직임이나 큰볼기근의 수축이
  촉진되지 않는다.

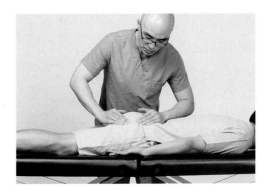

4) 엉덩관절 벌림(Hip Abduction)

(1) 관련근육

① 중간볼기근(Gluteus Medius Muscle)

(2) 정상(Normal)과 우(Good)

① 검사자세 : 환자는 검사대에 옆으로
   누운 자세(Side Position)를 취한 후
   엉덩관절을 약간 폄한다.

② 검사방법 : 검사자는 골반을 고정하고
   환자가 엉덩관절 벌림을 시도할 때
   무릎관절 몸쪽부분(Proximal Part)
   에 저항을 가한다.

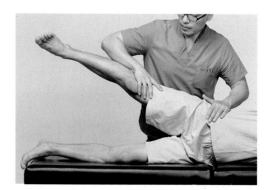

• 정상 : 완전한 운동범위와 근력에 해당
  한다.

• 우 : 완전한 운동범위가 나오고 근력은 정상적인 근육의 약 75%에 해당된다.

(3) 양(Fair)

① 검사자세 : 환자는 검사대에 옆으로
   누운 자세(Side Position)를 취한 후
   엉덩관절을 약간 폄한다.

② 검사방법 : 검사자는 골반을 고정하
   고 환자가 엉덩관절 벌림을 완전한
   운동범위까지 시도할 때 무릎관절 몸
   쪽부분(Proximal Part)에 저항을 가
   하지 않는다.

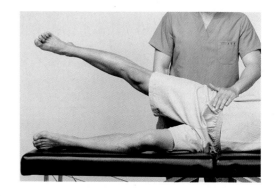

(4) 가(Poor)

① 검사자세 : 환자는 바로 누운 자세 (Supine Position)를 취한다.

② 검사방법 : 검사자는 반대쪽 골반을 고정하고 환자는 완전한 운동범위까 지 엉덩관절 벌림을 시도한다.

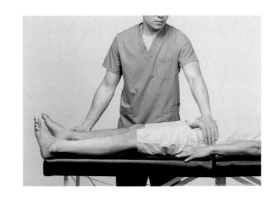

(5) 불가(Trace)와 영(Zero)

① 검사자세 : 환자는 바로 누운 자세 (Supine Position)를 취한다.

② 검사방법 : 검사자는 환자가 엉덩관 절 벌림을 시도할 때 중간볼기근수축 을 촉진한다.

• 불가 : 움직임은 없지만 중간볼기근의 수축이 촉진된다.

• 영 : 움직임이나 중간볼기근의 수축이 촉진되지 않는다.

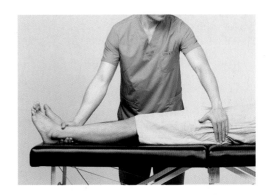

5) 엉덩관절 벌림, 굽힘 및 안쪽돌림, 무릎관절의 폄(Hip Abduction, Flexion, Internal Roation, Knee Extension)

(1) 관련근육

① 넙다리근막긴장근(Tensor Fasciae Latae Muscle)

(2) 정상(Normal)과 우(Good)

① 검사자세 : 환자는 검사대에 옆으로
   누운 자세(Side Position)를 취한 후
   아래쪽 다리의 엉덩관절과 무릎관절
   을 약간 굽힘한다.
② 검사방법 : 검사자는 골반을 고정하
   고 환자가 45° 굽힘을 유지하면서 엉
   덩관절 30° 벌림을 시도할 때 넙다리
   먼쪽부분에 저항을 가한다.

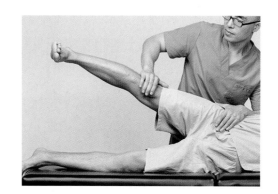

- 정상 : 완전한 운동범위와 근력에 해당한다.
- 우 : 완전한 운동범위가 나오고 근력은 정상적인 근육의 약 75%에 해당된다.

(3) 양(Fair)

① 검사자세 : 환자는 검사대에 옆으로
   누운 자세(Side Position)를 취한 후
   아래쪽 다리의 엉덩관절과 무릎관절
   을 약간 굽힘한다.
② 검사방법 : 검사자는 골반을 고정하
   고 환자가 45° 굽힘을 유지하면서 엉
   덩관절 30° 벌림을 시도할 때 넙다리
   (Thigh) 먼쪽부분에 저항을 가하지 않는다.

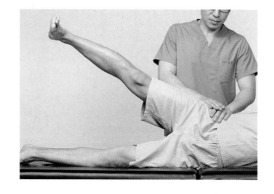

(4) 가(Poor)

① 검사자세 : 환자는 다리 뻗고 앉기
   (Long Sitting Position)를 취한다.
② 검사방법 : 검사자는 골반을 고정하고
   환자는 30° 범위까지 엉덩관절 벌림을
   시도한다.

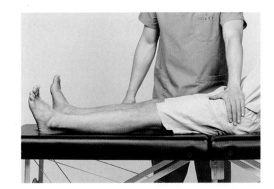

(5) 불가(Trace)와 영(Zero)

① 검사자세 : 환자는 다리 뻗고 앉기
   (Long Sitting Position)를 취한다.
② 검사방법 : 검사자는 골반을 고정하
   고 환자는 엉덩관절 벌림을 시도할때
   근수축을 촉진한다.
• 불가 : 움직임은 없지만 넙다리근막긴
   장근의 수축이 촉진된다.
• 영 : 움직임이나 넙다리근막긴장근의 수축이 촉진되지 않는다.

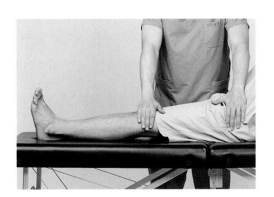

6) 엉덩관절 모음(Hip Adduction)

(1) 관련근육

① 큰모음근(Adductor Magnus Muscle)
② 짧은모음근(Adductor Brevis Muscle)
③ 긴모음근(Adductor Longus Muscle)
④ 두덩근(Pectineus Muscle)
⑤ 두덩정강근(Gracilis Muscle)

(2) 정상(Normal)과 우(Good)

① 검사자세 : 환자는 검사할 쪽 다리를
   아래쪽에 놓고 옆으로 누운자세(Side
   Position)를 취한다.

② 검사방법 : 검사자는 한 손으로 위쪽
   다리를 고정한다. 환자가 엉덩관절을
   모음한 후 검사자의 다른 손으로 아
   래쪽 다리 넙다리 안쪽에 저항을 준다.

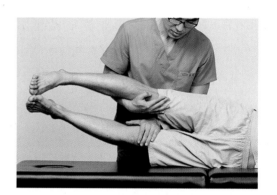

• 정상 : 완전한 운동범위와 완전한 근력
  에 해당된다.

• 우 : 완전한 운동범위와 정상적인 근육의 약 75%에 해당된다.

(3) 양(Fair)

① 검사자세 : 환자는 검사할 쪽 다리를
   아래쪽에 놓고 옆으로 누운자세(Side
   Position)를 취한다.

② 검사방법 : 검사자는 한 손으로 위쪽
   다리를 고정한다. 환자가 위쪽 다리
   에 접촉될 때까지 엉덩관절을 모음한다.

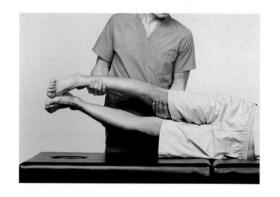

(4) 가(Poor)

① 검사자세 : 환자는 바로 누운 자세 (Supine Position)를 취한 후 반대측 엉덩관절을 25° 정도 벌림한다.

② 검사방법 : 검사자는 골반과 반대측 다리를 고정하고 환자는 완전한 운동 범위까지 엉덩관절 모음을 시도한다.

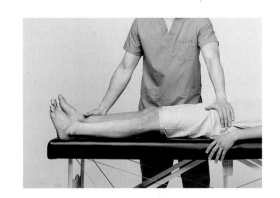

(5) 불가(Trace)와 영(Zero)

① 검사자세 : 환자는 바로 누운 자세 (Supine Position)를 취한다.

② 검사방법 : 검사자는 환자가 엉덩관 절 모음을 시도할 때 모음 근육들의 수축을 촉진한다.

• 불가 : 움직임은 없지만 넙다리의 안 쪽면에서 수축이 촉진된다.

• 영 : 움직임이나 넙다리의 안쪽면에서 수축이 촉진되지 않는다.

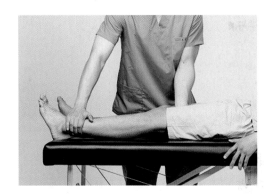

7) 엉덩관절 바깥돌림(Hip External Rotation)

(1) 관련근육

① 바깥폐쇄근(Obturator Externus Muscle)

② 속폐쇄근(Obturator Internus Muscle)

③ 넙다리네모근(Quadratus Femoris Muscle)

④ 궁둥구멍근(Piriformis Muscle)

⑤ 위쌍동이근(Superior Gemellus Muscle)

⑥ 아래쌍동이근(Inferior Gemellus Muscle)

⑦ 큰볼기근(Gluteus Maximus Muscle)

(2) 정상(Normal)과 우(Good)

① 검사자세 : 환자는 앉은 자세(Sitting Position)를 취한다.

② 검사방법 : 검사자는 한 손으로 넙다리를 고정하고 환자가 엉덩관절 바깥돌림을 시도할 때 발목 안쪽에 저항을 안쪽돌림 방향으로 가한다.

• 정상 : 완전한 운동범위와 근력에 해당한다.

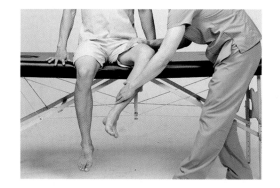

• 우 : 완전한 운동범위가 나오고 근력은 정상적인 근육의 약 75%에 해당된다.

(3) 양(Fair)

① 검사자세 : 환자는 앉은 자세(Sitting Position)를 취한다.

② 검사방법 : 검사자는 한 손으로 넙다리를 고정하고 환자가 엉덩관절 바깥돌림을 시도할 때 저항을 가하지 않는다.

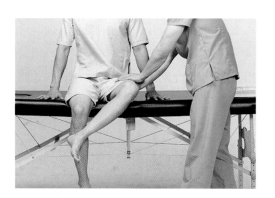

(4) 가(Poor)

① 검사자세 : 환자는 바로 누운 자세
   (Supine Position)를 취한다.

② 검사방법 : 환자는 완전한 운동범위
   까지 엉덩관절 바깥돌림을 시도할 때
   검사자는 마지막 부위에서 약간의 저
   항을 가한다.

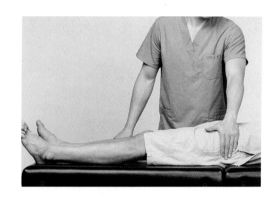

(5) 불가(Trace)와 영(Zero)

① 검사자세 : 환자는 바로 누운 자세
   (Supine Position)를 취한다.

② 검사방법 : 검사자는 환자가 엉덩관
   절 바깥돌림을 시도할 때 바깥돌림
   근육들의 수축을 촉진한다.

• 불가 : 움직임은 없지만 바깥돌림근의
   수축이 촉진된다.

• 영 : 움직임이나 바깥돌림근의 수축이
   촉진되지 않는다.

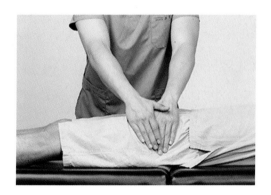

8) 엉덩관절 안쪽돌림(Hip Internal Rotation)

(1) 관련근육

① 작은볼기근(Gluteus Minimus Muscle)

(2) 정상(Normal)과 우(Good)

① 검사자세 : 환자는 앉은 자세(Sitting Position)를 취한다.

② 검사방법 : 검사자는 한 손으로 넙다리를 고정하고 환자가 엉덩관절 안쪽돌림을 시도할 때 발목 바깥쪽에 저항을 바깥돌림 방향으로 가한다.

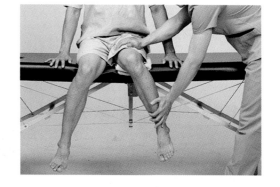

• 정상 : 완전한 운동범위와 근력에 해당한다.

• 우 : 완전한 운동범위가 나오고 근력은 정상적인 근육의 약 75%에 해당된다.

(3) 양(Fair)

① 검사자세 : 환자는 앉은 자세(Sitting Position)를 취한다.

② 검사방법 : 검사자는 한 손으로 넙다리를 고정하고 환자가 엉덩관절 안쪽돌림을 완전한 운동범위까지 시도할 때 저항을 가하지 않는다.

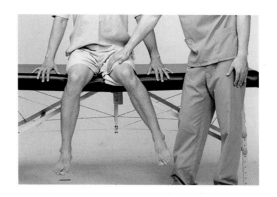

(4) 가(Poor)

① 검사자세 : 환자는 바로 누운 자세(Supine Position)를 취한다.

② 검사방법 : 환자는 완전한 운동범위까지 엉덩관절 안쪽돌림을 시도한다.

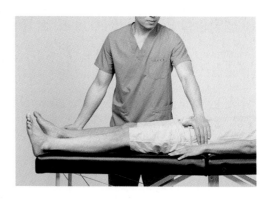

(5) 불가(Trace)와 영(Zero)

① 검사자세 : 환자는 바로 누운 자세
   (Supine Position)를 취한다.
② 검사방법 : 검사자는 환자가 엉덩관
   절 안쪽돌림을 시도할 때 작은볼기근
   의 수축을 촉진한다.
• 불가 : 움직임은 없지만 작은볼기근의
   수축이 촉진된다.
• 영 : 움직임이나 작은볼기근의 수축이
   촉진되지 않는다.

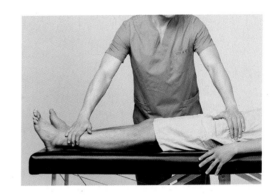

9) 무릎관절 굽힘(Knee Flexion)

(1) 관련근육

① 넙다리뒤근육(Hamstring Muscle)

(2) 정상(Normal)과 우(Good)

① 검사자세 : 환자는 엎드린 자세
   (Prone Position)를 취한다.
② 검사방법 : 검사자는 한 손으로 골반
   을 고정하고 환자가 무릎관절 굽힘을
   시도할 때 발목에 저항을 가한다.
• 정상 : 완전한 운동범위와 근력에 해
   당한다.

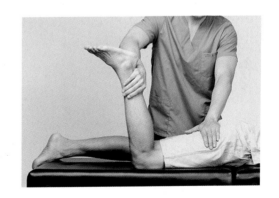

• 우 : 완전한 운동범위가 나오고 근력은 정상적인 근육의 약 75%에 해당된다.

* 넙다리두갈래근(Biceps Femoris Muscle) 검사시에는 아래다리를 가쪽으로 회전시키고 반막모양근(Semimembranosus
   Muscle)과 반힘줄모양근(Semitendinosus Muscle) 검사시에는 아래다리를 안쪽으로 회전 시킨 상태에서 검사한다.

(3) 양(Fair)

① 검사자세 : 환자는 엎드린 자세 (Prone Position)를 취한다.

② 검사방법 : 검사자는 한 손으로 넙다리(Thigh)를 고정하고 환자가 무릎관절 굽힘을 완전한 운동범위까지 시도할 때 발목에 저항을 가하지 않는다.

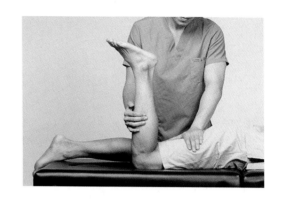

(4) 가(Poor)

① 검사자세 : 환자는 옆으로 누운 자세 (Side Position)를 취한다.

② 검사방법 : 검사자는 위쪽 다리를 받쳐주고 환자는 아래쪽 다리의 무릎관절 굽힘을 완전한 운동범위까지 시도한다.

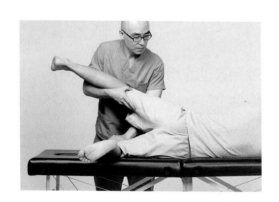

(5) 불가(Trace)와 영(Zero)

① 검사자세 : 환자는 옆으로 누운 자세 (Side Position)를 취한다.

② 검사방법 : 검사자는 무릎을 약간 굽힘 상태로 받쳐주고 환자는 무릎관절 굽힘을 시도한다.

• 불가 : 움직임은 없지만 넙다리뒤근육의 수축이 촉진된다.

• 영 : 움직임이나 넙다리뒤근육의 수축이 촉진되지 않는다.

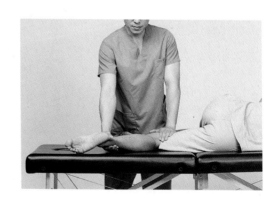

10) 무릎관절 폄(Knee Extension)

(1) 관련근육

① 넙다리네갈래근(Quadriceps Femoris Muscle)

(2) 정상(Normal)과 우(Good)

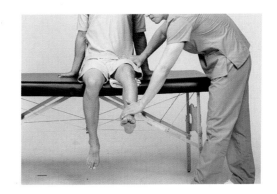

① 검사자세 : 환자는 앉은 자세(Sitting Position)를 취한다.

② 검사방법 : 검사자는 넙다리(Thigh)를 고정하고 환자가 무릎관절 폄을 시도할 때 발목에 저항을 가한다.

• 정상 : 완전한 운동범위와 근력에 해당한다.

• 우 : 완전한 운동범위가 나오고 근력은 정상적인 근육의 약 75%에 해당된다.

(3) 양(Fair)

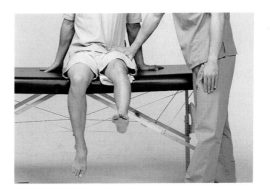

① 검사자세 : 환자는 앉은 자세(Sitting Position)를 취한다.

② 검사방법 : 검사자는 넙다리를 고정하고 환자가 무릎관절 폄을 완전한 운동범위까지 시도할 때 발목에 저항을 가하지 않는다.

(4) 가(Poor)

① 검사자세 : 환자는 옆으로 누운 자세
(Side Position)를 취한다.

② 검사방법 : 검사자는 한 손은 위쪽 다
리를 받쳐주고 다른 손은 넙다리를
고정한 후 환자는 아래쪽 다리의 무
릎관절 폄을 완전한 운동범위까지 시
도한다.

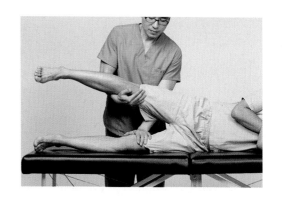

(5) 불가(Trace)와 영(Zero)

① 검사자세 : 환자는 바로 누운 자세
(Supine Position)를 취한다.

② 검사방법 : 검사자는 무릎을 굽힘 상
태로 받쳐주고 환자는 무릎관절 폄을
시도한다.

• 불가 : 움직임은 없지만 넙다리네갈래
근의 수축이 촉진된다.

• 영 : 움직임이나 넙다리네갈래근의 수
축이 촉진되지 않는다.

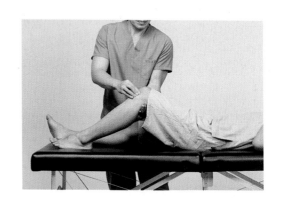

11) 발목관절 발바닥쪽굽힘(Ankle Plantar Flexion)

(1) 관련근육

① 장딴지근(Gastrocnemius Muscle)
② 가자미근(Soleus Muscle)

> **근육별 위치(정상, 우, 양, 가)**
>
> 장딴지근 : 검사시에는 무릎을 편다.
> 가자미근 : 검사시에는 무릎을 약간 굽힌다.

(2) 정상(Normal)과 우(Good)그리고 양(Fair)

① 검사자세 : 환자는 서 있는 자세(Standing Position)를 취한다.

② 검사방법 : 환자는 발바닥쪽굽힘을 완전한 운동범위까지 시도한다.

• 정상 : 완전한 운동범위로 4~5회 운동을 한다.

• 우 : 완전한 운동범위로 2~3회 운동을 한다.

• 양 : 완전한 운동범위로 1회 운동을 한다.

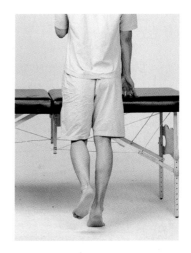

(3) 가(Poor)

① 검사자세 : 환자는 옆으로 누운 자세(Side Position)를 취한다.

② 검사방법 : 검사자는 검사받는 다리의 발목앞쪽을 고정한다. 환자는 발바닥쪽굽힘을 완전한 운동범위까지 시도한다.

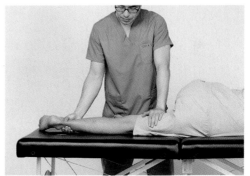

(4) 불가(Trace)와 영(Zero)

① 검사자세 : 환자는 옆으로 누운 자세(Side Position)를 취한다.

② 검사방법 : 검사자는 환자가 발바닥쪽굽힘을 시도할 때 발꿈치뼈(Calcaneus) 상부의 건을 촉진한다.

• 불가 : 움직임은 없지만 발꿈치뼈 상부의건이 촉진된다.

• 영 : 움직임이나 발꿈치뼈 상부의건이 촉진된다.

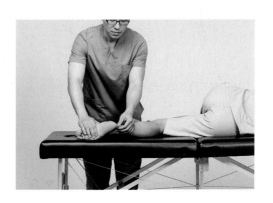

12) 발목관절 발등굽힘 및 안쪽번짐(Ankle Dorsiflexion and Inversion)

(1) 관련근육

① 앞정강근(Tibialis Anterior Muscle)

(2) 정상(Normal)과 우(Good)

① 검사자세 : 환자는 검사대 위에 앉은
   자세(Sitting Position)를 취한다.
② 검사방법 : 검사자는 한손으로 검사
   받는 다리의 발목을 고정하고 다른
   손으로 발등에 발바닥쪽굽힘 방향으
   로 저항을 가한다.
• 정상 : 완전한 운동범위와 근력에 해
   당한다.
• 우 : 완전한 운동범위가 나오고 근력은 정상적인 근육의 약 75%에 해당된다.

(3) 양(Fair)과 가(Poor)

① 검사자세 : 환자는 검사대 위에 앉은
   자세(Sitting Position)를 취한다.
② 검사방법 : 검사자는 한 손으로 넙다
   리를 고정하고 한손은 발목을 고정한
   다. 이때 환자는 발등굽힘 및 안쪽번
   짐을 시도한다.
• 양 : 완전한 운동범위까지 할 수 있다.
• 가 : 부분운동범위까지 할 수 있다.

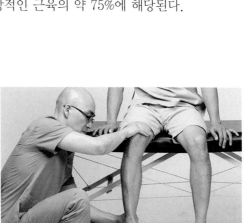

(4) 불가(Trace)와 영(Zero)

① 검사자세 : 환자는 바로누운자세
   (Supine Position)를 취한다.

② 검사방법 : 검사자는 앞정강근 근섬유
   나 건 부위에 손을 대고 환자의 발등
   굽힘 및 안쪽번짐에 대한 수축을 촉진
   한다.

- 불가 : 움직임은 없지만 앞정강근의 수
  축이 촉진된다.

- 영 : 움직임이나 앞정강근의 수축이 촉진되지 않는다.

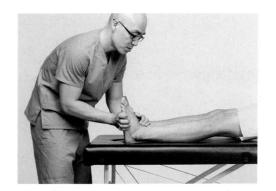

13) 발 안쪽번짐(Foot Inversion)

(1) 관련근육

① 뒤정강근(Tibialis Posterior Muscle)

(2) 정상(Normal)과 우(Good)

① 검사자세 : 환자는 옆으로 누운 자세
   (Side Position)를 취한다.

② 검사방법 : 검사자는 한손으로 검사받
   는 다리의 발목 위를 고정하고 다른
   손으로 발등굽힘과 엎침방향으로 저
   항을 가한다.

- 정상 : 완전한 운동범위와 근력에 해당
  한다.

- 우 : 완전한 운동범위가 나오고 근력은 정상적인 근육의 약 75%에 해당된다.

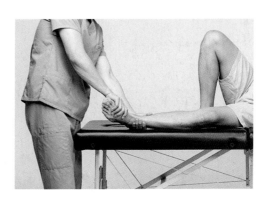

(3) 양(Fair)

① 검사자세 : 환자는 옆으로 누운 자세 (Side Position)를 취한다.
② 검사방법 : 검사자는 한손으로 검사 받는 다리의 발목 위를 고정하고 환자는 완전한 운동범위까지 발의 안쪽 번짐을 시도한다.

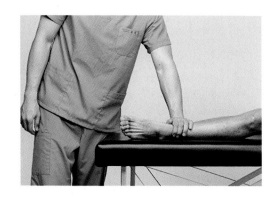

(4) 가(Poor)

① 검사자세 : 환자는 바로 누운 자세 (Supine Position)를 취한다.
② 검사방법 : 검사자는 한손으로 검사 받는 다리의 발목 위를 고정하고 환자는 완전한 운동범위까지 발의 안쪽 번짐을 시도한다.

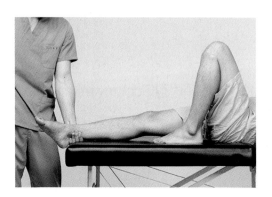

(5) 불가(Trace)와 영(Zero)

① 검사자세 : 환자는 바로 누운 자세 (Supine Position)를 취한다.
② 검사방법 : 검사자는 한손으로 검사받 는 다리의 발목 위를 고정하고 환자 는 발의 안쪽번짐을 시도한다.
• 불가 : 움직임은 없지만 안쪽복사 (Medial Malleolus)와 발배뼈(Navicula) 사이에서 뒤정강근(Tibialis Posterior Muscle)의 건이 촉진된다.

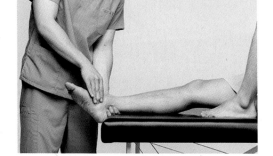

• 영 : 움직임이나 안쪽복사와 발배뼈 사이에서 뒤정강근의 건이 촉진되지 않는다.

14) 발의 가쪽번짐(Foot Eversion)

(1) 관련근육

① 긴종아리근(Peroneus Longus Muscle)
② 짧은종아리근(Peroneus Brevis Muscle)

(2) 정상(Normal)과 우(Good)

① 검사자세 : 환자는 검사대 위에 옆으로
  누운 자세(Side Position)를 취한다.
② 검사방법 : 검사자는 한손으로 검사
  받는 다리의 발목을 고정하고 다른
  손으로 발등에 발바닥쪽굽힘 방향으
  로 저항을 가한다.

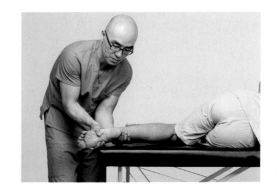

• 정상 : 완전한 운동범위와 근력에 해
  당한다.
• 우 : 완전한 운동범위가 나오고 근력은 정상적인 근육의 약 75%에 해당된다.

(3) 양(Fair)

① 검사자세 : 환자는 옆으로 누운 자세
  (Side Position)를 취한다
② 검사방법 : 검사자는 한손으로 검사
  받는 다리의 발목 위를 고정하고 환
  자는 완전한 운동범위까지 발의 가쪽
  번짐을 시도한다.

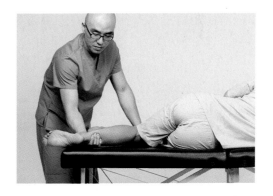

(4) 가(Poor)

① 검사자세 : 환자는 바로 누운 자세 (Supine Position)를 취한다.

② 검사방법 : 검사자는 한손으로 검사 받는 다리의 발목 위를 고정하고 환자는 완전한 운동범위까지 발의 가쪽 번짐을 시도한다.

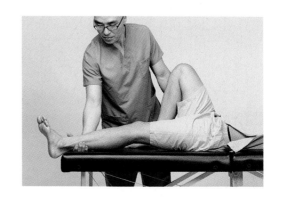

(5) 불가(Trace)와 영(Zero)

① 검사자세 : 환자는 바로 누운 자세 (Supine Position)를 취한다.

② 검사방법 : 검사자는 긴 · 짧은 종아 리근의 근섬유나 건 부위에 손을 대 고 환자의 발 가쪽번짐에 대한 수축 을 촉진한다.

• 불가 : 움직임은 없지만 긴 · 짧은 종 아리근의 수축이 촉진된다.

• 영 : 움직임이나 긴 · 짧은 종아리근의 수축이 촉진되지 않는다.

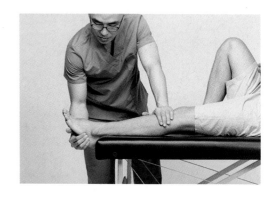

CHAPTER 05
정형학적 검사(Orthopedic Testing)

1. 어깨관절(Shoulder Joint)

1) 요가손 검사(Yergason's Test)

① 병변검사 : 두갈래근 건염(Bicipital Tendonitis)을 확인하기 위한 검사다.

② 검사방법 : 환자는 팔꿉관절을 90° 굽힘시키고 가슴(Thorax)에 팔을 기대어 안정시키고 아래팔(Forearm)을 엎침시킨 자세로 앉는다. 검사자는 환자가 아래팔의 뒤침과 어깨를 바깥 돌림시키는 동안 저항을 준다.

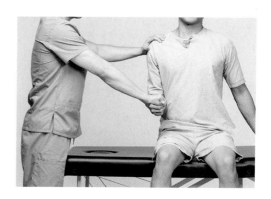

③ 양성반응 : 두갈래근고랑(Bicipital Groove)에서 압통이 나타나면 두갈래근 건염이 있다는 것이다.

2) 스피드 검사(Speed's Test)

① 병변검사 : 두갈래근 건염(Bicipital Tendonitis)을 확인하기 위한 검사다.

② 검사방법

ⓐ 환자는 아래팔을 뒤침(Supination)시키고 팔을 앞쪽으로 굽힘할 때 굽힘근에 대한 저항을 준다.

ⓑ 검사자는 환자의 어깨를 90°까

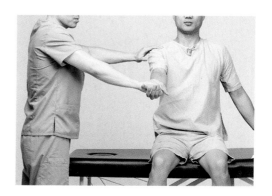

지 굽힘(Flexion)시키고 다시 편심 수축(Eccentric Contraction)을 유도하여 폄(Extension)시킨다.

③ 양성반응 : 두갈래근 건의 긴갈래(Long Head)에서 압통이 나타나면 두갈래근 건염을 나타낸다.

3) 팔 떨어뜨리기 검사(Drop-Arm Test)

① 병변검사 : 돌림근띠(Rotator Cuff) 의 열상(Tear)이나 완전한 파열(Rup- ture)을 확인하기 위한 검사다.

② 검사방법 : 검사자는 환자의 어깨를 수동적으로 90°~120° 벌림 시키고 천천히 내리게 한다.

③ 양성반응 : 환자가 팔을 서서히 내리 지 못하거나 내리는 도중에 심한 통 증을 느끼는 경우(특히 가시위근) 돌 림근띠의 열상이나 파열을 의미한다.

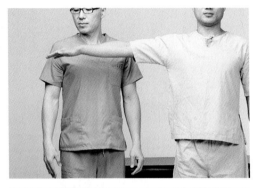
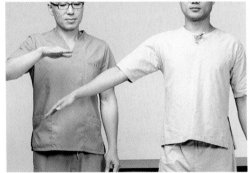

4) 어깨관절 전방탈구에 대한 불안 검사(Anterior Apprehension Sign)

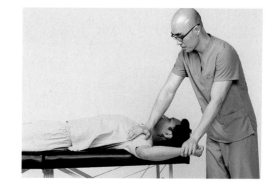

① 병변검사 : 어깨관절 전방탈구에 대한 과거 병력(Past History)을 확인하기 위한 검사다.

② 검사방법 : 검사자는 환자를 바로 누운 자세(Supine Position)를 취한 후 팔을 90° 벌림하고 서서히 바깥돌림 시킨다.

③ 양성반응 : 환자는 얼굴에 불안한 느낌이나 아파서 소리를 지르게 될 것이며 조금만 움직여도 저항을 할 것이다.

2. 팔꿉관절(Elbow Joint)

1) 인대의 불안정성 검사(Ligamentous Instability Test)

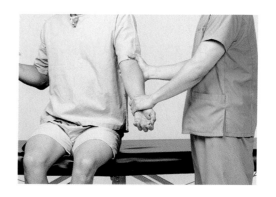

① 병변검사 : 팔꿉관절의 인대 이완(Laxity) 혹은 제한(Restriction)을 확인하기 위한 검사다.

② 검사방법 : 환자는 앉은 자세(Sitting Position)를 취한다. 검사자는 한손으로 팔꿉관절을 고정하고, 다른 한손은 환자의 손목 위에 놓는다. 이때 환자의 팔꿉관절을 20~30° 정도 굽힘시킨다.

ⓐ 가쪽곁인대(Radial Collateral Ligament) 검사 : 아래팔의 먼쪽부분에 내반힘(Varus Force)을 가한다.

ⓑ 안쪽곁인대(Ulnar Collateral Ligament)검사 : 아래팔의 먼쪽부분에 외반힘
(Valgus Force)을 가한다.

③ 양성반응 : 정상측과 비교해 곁인대가 이완되어 느슨할 경우나 통증이 있을 수 있다.

2) 티넬 징후(Tinel's Sign)

① 병변검사 : 신경내의 신경종 위에 압
통을 유발하기 위한 검사다.

② 검사방법 : 팔꿈치머리(Olecranon)
와 안쪽위관절융기(Medial Epicon-
dyle)사이의 신경 부위를 친다.

③ 양성반응 : 아래팔(Forearm)에서 손
의 자신경(Ulnar Nerve) 지배 부위
까지 신경의 압박지점 먼쪽방향으로
저리는 듯한 감각(Tingling)이 나타
난다.

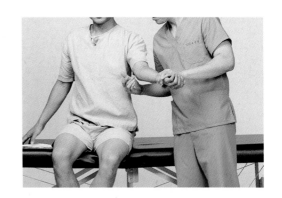

3) 가쪽위관절융기염 검사(Lateral Epicondylities Test)

① 병변검사 : 가쪽위관절융기염을 확인
하는 검사다.

② 검사방법 : 검사자는 환자의 아래팔
을 고정하고 환자에게 주먹을 쥔 채
로 손목을 폄(Extension) 하도록 한
다. 폄을 할 때 검사자는 다른 손으로
환자의 손등에서 굽힘(Flexion) 방향
으로 저항을 준다.

③ 양성반응 : 위팔뼈(Humerus)의 가쪽위관절융기에서 통증이 나타난다.

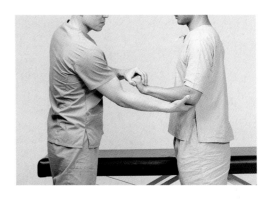

3. 손목관절(Wrist Joint)

1) 핀켈스타인 검사(Finkelstein Test)

① 병변검사 : 엄지의 건초염(Tenosy-
novitis)을 확인하기 위한 검사이다.

② 검사방법 : 검사자는 환자에게 엄지
를 감싼 상태에서 주먹을 쥐게한다.
환자는 손목을 능동적으로 자쪽굽힘
(Ulnar Flexion) 시킨다.

③ 양성반응 : 긴엄지벌림근(Abductor
Pollicis Longus Muscle)과 짧은엄
지폄근(Extensor Pollicis Brevis
Muscle)에서 통증이 나타난다.

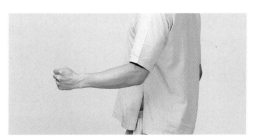

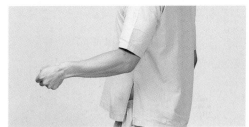

2) 팔렌스 검사(Phalens Test)

① 병변검사 : 정중신경을 압박하는 수
근관증후군의 지표 검사이다.

② 검사방법 : 검사자는 환자의 양손목
을 최대한 굽힘 시키고 1분동안 유지
시킨다.

③ 양성반응 : 정중신경 지배부위에서
저림(Tingling)과 감각이상(Pares-
thesia)을 나타낸다.

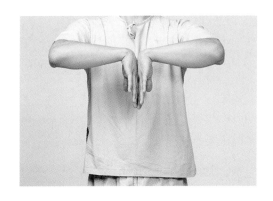

4. 무릎관절(Knee Joint)

1) 맥머리 검사(Mcmurray Test)

① 병변검사 : 반달연골(Meniscus)에 열
상(Tear)이 있는지 확인하기 위한 검
사다.

② 검사방법 : 검사자는 환자를 바로 누
운 자세(Supine Position)에서 무릎
관절의 최대 굽힘 상태로 놓고 발목
관절이나 발꿈치를 잡고 경골을 안
쪽/바깥쪽으로 돌림(Rotation) 시키

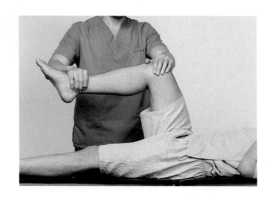

는 동시에 내반힘과 외반힘을 적용하면서 천천히 무릎을 폄(Extension) 시킨다.

③ 양성반응 : 반달연골(Meniscus)에 손상이 있으면 염발음(Clicking)과 통증(Pain)이
나타난다.

* 정강뼈(Tibia) 안쪽돌림(Internal Rotation)시에 나는 소리는 외측반달연골 손상을 나타낸다.
* 정강뼈(Tibia) 바깥돌림(External Rotation)시에 나는 소리는 내측반달연골 손상을 나타낸다.

2) 아프레이 검사(Apley's Test)

① 병변검사 : 반달연골(Meniscus)과 인대(Ligament) 손상의 감별진단을 확인하는 것
이다.

② 검사방법 : 검사자는 환자를 엎드린 자세(Prone Position)에서 무릎관절을 90° 굽힘
상태로 놓고 무릎으로 환자의 넙다리(Thigh)를 고정한다. 이후에 신연(Distraction)
과 압박(Compression)을 반복하며 정강뼈(Tibia)를 안쪽/바깥쪽으로 돌림(Rotation)
시킨다.

③ 양성반응
    ⓐ 정강뼈(Tibia)를 신연하면서 돌림 시킬 때 통증이 더 심하면 인대(Ligament)

손상을 의미한다.

ⓑ 정강뼈(Tibia)를 압박하면서 돌림 시킬 때 통증이 더 심하면 반달연골 손상을 의미한다.

* 정강뼈 압박하면서 안쪽돌림(Internal Rotation)시에 나는 소리는 외측반달연골 손상을 나타낸다.
* 정강뼈 압박하면서 바깥돌림(External Rotation)시에 나는 소리는 내측반달연골 손상을 나타낸다.

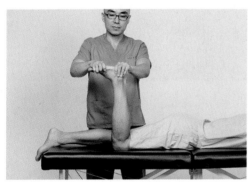 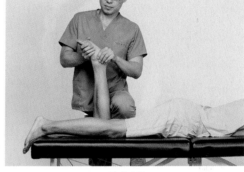

반달연골 검사   인대검사

5. 엉덩관절(Hip Joint)

1) 패트릭(화베르) 검사(Patrick's(Faber) Test)

① 병변검사 : 움직임 제한과 같은 엉덩
관절의 기능장애(Dysfunction)를 확
인하기 위한 검사다.

② 검사방법 : 환자는 바로 누운 자세
(Supine Position)에서 반대편 무릎
관절에 검사하려는 다리의 발뒤꿈치
를 놓고 검사자는 굽힘(Flexion), 벌
림(Abduction), 바깥돌림(External

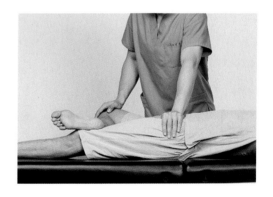

Rotation)된 다리를 검사대 아래쪽으로 천천히 누른다.

③ 양성반응 : 검사다리는 반대쪽 다리보다 평행을 이루지 못하고 위에 있게되거나 통증
을 호소한다.

2) 사분원 검사(Grind(Scouring) Test)

① 병변검사 : 엉덩관절의 퇴행관절병
(Degenerative Joint Disease)을 확
인하기 위한 검사다.

② 검사방법 : 환자는 무릎관절을 최대
한 굽힘하고 엉덩관절은 90° 굽힘
한 상태로 바로 누운 자세(Supine
Position)를 취한다. 검사자는 엉
덩관절을 약간 모음(Adduction)
한 상태에서 양방향으로 바깥돌림

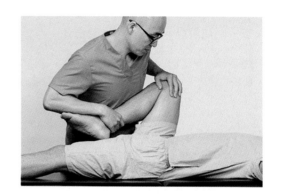

(External Rotation)과 안쪽돌림(Internal Rotation)을 적용한다.

③ 양성반응 : 엉덩관절 안에서 통증이나 염발음(Cliking)이 나타난다.

3) 트렌델렌버그 검사(Trendelenburg's Test)

① 병변검사 : 중간볼기근(Gluteus
Medius Muscle)이나 엉덩관절의
불안정성을 확인하기 위한 검사다.

② 검사방법 : 환자는 반대쪽 다리를
구부리고 검사하고자 하는 다리로
체중을 지지한다.

③ 양성반응 : 구부린 다리쪽 골반이
아래로 떨어진다.

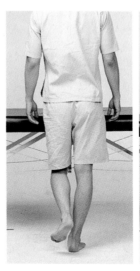
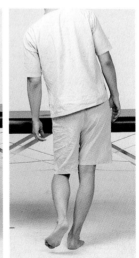

4) 토마스 검사(Thomas Test)

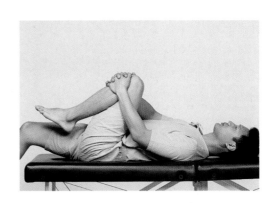

① 병변검사 : 엉덩관절 굽힘근(Hip Flexor)의 긴장(Tightness) 정도를 확인하기 위한 검사다.

② 검사방법 : 환자는 바로 누운 자세(Supine Position)를 취한 후 한쪽 엉덩관절과 무릎관절을 최대한 구부린다. 반대편 하지는 테이블에 곧게 유지한다.

③ 양성반응 : 테이블에 곧게 유지한 엉덩관절이 굽힘되거나 테이블에 편평(Flat)하게 유지할수 없다.

5) 오버 검사(Ober's Test)

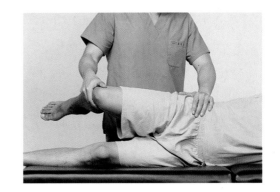

① 병변검사 : 넙다리근막긴장근(Tensor Fasciae Latae Muscle)과 엉덩정강근막띠(Iliotibial Tract)의 긴장(Tightness) 정도를 확인하기 위한 검사다.

② 검사방법 : 환자는 아래쪽 엉덩관절과 무릎관절을 굽힘시켜 옆으로 눕는다. 위쪽 다리의 엉덩관절 30°굽힘과 무릎을 90°굽힘 시킨 후 검사할 엉덩관절의 폄(Extension)과 벌림(Abduction)을 수동적으로 한다. 검사자는 천천히 환자의 넙다리(Thigh)를 아래로 내린다.

③ 양성반응 : 위쪽에 있는 다리는 벌림을 유지하고 검사대쪽으로 떨어지지 않는다.

6) 엘리의 검사(Ely's Test)

① 병변검사 : 넙다리곧은근(Rectus Femoris Muscle)의 긴장(Tight-ness) 정도를 확인하기 위한 검사다.

② 검사방법 : 환자는 엎드린 자세 (Prone Position)를 취한 후 검사자는 환자의 무릎관절을 수동적으로 굽힘시킨다.

③ 양성반응 : 무릎관절을 굽힘했던 엉덩관절의 굽힘이 일어난다.

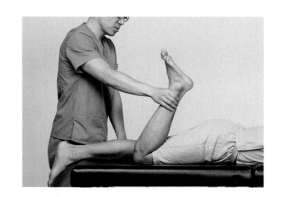

7) 90-90 넙다리뒤근 검사(90-90 Hamstring Test)

①병변검사 : 넙다리뒤근육(Hamstring Muscles)의 긴장(Tightness) 정도를 확인하기 위한 검사다.

② 검사방법 : 환자는 검사할 엉덩관절과 무릎관절을 90°로 굽힘하고 바로 누운 자세(Supine Position)를 취한 후 환자는 다리의 안정성을 위해 무릎근위부 후면을 손으로 잡은후 능동적으로 무릎관절을 폄(Extension)한다.

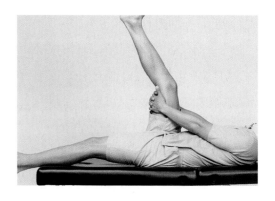

③ 양성반응 : 무릎관절의 완전함 폄(Extension)이 20°이내에 이르지 못한다.

8) 궁둥구멍근 검사(Piriformis Test)

① 병변검사 : 궁둥구멍근 증후군(Piri-
formis Syndrome)을 확인하기 위한
검사다.

② 검사방법 : 환자는 옆으로 누운 자세
(Side Position)를 취한 후 무릎관
절을 90° 정도 굽힘하고 엉덩관절을
60° 정도 굽힘한다. 검사자는 한손으
로 엉덩관절을 안정시키고 다른손으
로 무릎관절을 아래로 누른다.

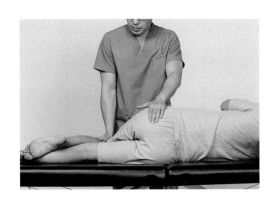

③ 양성반응 : 좌골신경분포(Sciatic Nerve Distribution)를 따라 증상이 나타나거나 둔
부(Buttock)에 통증(Pain)이 나타난다.

9) 크레이그 검사(Craig'S Test)

① 병변 검사 : 비정상적인 넙다리뼈앞
경사(Femoral Anteversion)의 각을
확인하기 위한 검사다.

② 검사 방법 : 환자는 무릎관절을 90°
굽힘하고 엎드린다. 검사자는 큰돌
기(Greater Trochanter)를 촉진하
고 엉덩관절의 안쪽돌림(Internal
Rotation)과 바깥돌림(External

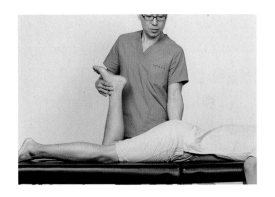

Rotation)을 천천히 시행한다. 다리가 수직이 되는 각도를 기초로하여 큰돌기가 검사
대에 나란히 될때 다리의 각도를 측정한다.

③ 양성 반응 : 환자는 앞경사나 후경사가 나타난다. 정상각은 엉덩관절 안쪽돌림이
8~15° 사이에 위치한다.

* 8°이하 : 넙다리뼈 후경사(Femoral Retroversion)
* 15°이상 : 넙다리뼈 앞경사(Femoral Anterversion)

6. 발목관절(Ankle Joint)

1) 전방 끌기 검사(Anterior Drawer Test)

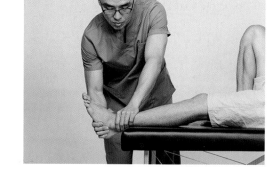

① 병변검사 : 앞목말종아리인대(Anterior Talofibular Ligament)의 불안정성을 확인하기 위한 검사다.

② 검사방법 : 환자는 발목 관절을 20°발바닥쪽 굽힘(Plantar Flexion)에서 바로 누운 자세(Supine Position)를 취한다. 검사자는 하퇴(Lower Leg)를 안정화 시키고 발(Foot)을 잡는다. 이후 목말뼈(Talus)를 전방으로 끌어당긴다.

③ 양성반응 : 목말뼈가 과도하게 전방으로 미끌려 나오거나 통증(Pain)이 발생된다.

2) 몰톤 검사(Mortons' Test)

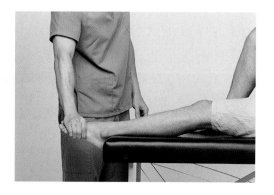

① 병변검사 : 발허리뼈머리(Head of Metatarsal Bone) 주위에서 스트레스 골절이나 신경종(Neuroma)을 확인하기 위한 검사이다.

② 검사방법 : 환자는 발을 테이블에 지지한 상태로 바로 누운자세(Supine Position)를 취한다. 이후 검사자는 환자의 발허리뼈머리 주위를 잡고 비튼다.

③ 양성반응 : 발허리뼈머리 주위에서 통증이(Pain) 나타난다.

3) 목말뼈 경사(Talar Tilt)

① 병변검사 : 내·외측 인대의 불안정성
을 확인하기 위한 검사이다.(특히 발
꿈치종아리인대)

② 검사방법 : 환자는 무릎관절을 약간
굽힘하고 발목을 중립위에 놓고 옆
으로 누운 자세(Side Position)를
취한다.

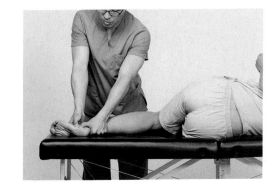

* 발꿈치종아리인대(Calcaneofibular Ligament) 검
사를 위해 모음(Adduction)으로 발을 움직인다.
* 세모인대 (Deltoid Ligament) 검사를 위해 벌림(Abduction)으로 발을 움직인다.

③ 양성 반응 : 과도한 모음과 벌림 혹은 통증이 나타난다.

4) 톰슨 검사(Thomson's Test)

① 병변검사 : 아킬레스힘줄(Achilles
Tendon)의 통합성(Integrity)를 평
가하기 위한 검사이다.

② 검사방법 : 환자는 검사대에서 발
이 나오게 한 상태에서 엎드린 자세
(Prone Position)를 취한 후. 종아리
근육(Calf Muscle)을 비튼다.

③ 양성반응 : 종아리 근육을 비트는 동
안 발의 움직이 일어나지 않는다.

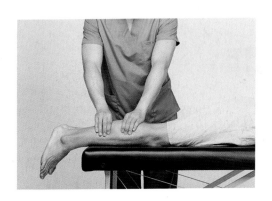

7. 엉치엉덩관절(Sacroiliac Articalation)

1) 가엔슬렌 검사(Gaenslen's Test)

① 병변검사 : 엉치엉덩관절(Sacroiliac Joint)의 기능장애(Dysfunction)를 확인하기 위한 검사다.

② 검사방법

ⓐ 옆으로 누운 자세(Side Position) : 환자는 아래쪽 다리를 가슴까지 굽힘한다. 검사자는 골반을 고정하고 위에 있는 다리를 최대한 폄(Extension) 시킨다.

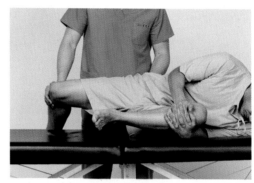

옆으로 누운 자세

ⓑ 바로 누운 자세(Supine Position) : 환자는 양쪽 다리를 굽힘한다. 검사하려는 다리를 천천히 내려 폄(Extension) 시킨다.

③ 양성반응 : 통증이 나타나면 엉치엉덩관절 손상과 엉덩관절(Hip Joint)이나 L4 신경근(Nerve Root) 손상일 수 있다.

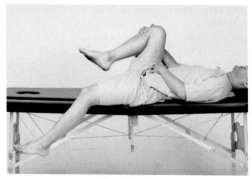

바로 누운 자세

2) 길게 앉는 검사(Long Sitting Test)

① 병변검사 : 기능적 다리 길이 차이를
일으키는 엉치엉덩관절(Sacroiliac
Joint)의 기능장애(Dysfunction)를
확인하기 위한 검사다.

② 검사방법 : 환자는 바로 누운 자세
(Supine Position)를 취한다. 이후
검사자는 양다리의 안쪽복사(Medial
Malleolus) 위치를 확인한다. 이후

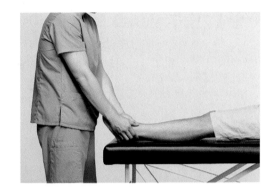

검사자는 환자에게 무릎을 펴고 앉아 보라고 한다.

③ 양성반응 : 한쪽 다리가 다른 쪽 다리보다 위쪽으로 움직인다면 골반의 염전(Torsion)
이나 회전에 의한 골반의 기능 이상이 있어 하지길이의 차이를 보이는 것이다.

3) 길렛 검사(Gillet's Test)

① 병변검사 : 엉치뼈(Sacrum)에 대한
엉덩뼈(Ilium)의 움직임을 평가하기
위한 검사이다.

② 검사방법 : 검사자는 환자의 뒤에 위
치한후 양쪽 위뒤엉덩가시(Posterior
Superior Iliac Spine) 부위를 촉진
한다. 환자는 검사하고자하는 다리의
무릎을 굽힘하고 한발로 서게 한다.

③ 양성반응 : 무릎을 굽힘한 쪽에서 위
뒤엉덩가시의 움직임이 적거나 위로 올라가게 되면 엉치엉덩관절(Sacroiliac Joint)의
저운동(Hypomobility)이나 막힘(Blocked)을 나타낸다.

8. 허리뼈(Lumbar)

1) 황새 기립 검사(Stork Standing Test)

① 병변검사 : 척추전방전위증(Spondylolis-
thesis)을 확인하기 위한 검사다.

② 검사방법 : 환자는 한발로 선다. 검사자는
환자 뒤에서서 몸통(Trunk)을 폄(Exten-
sion)하라고 지시한다. 이때 반대쪽 다리도
반복한다.

③ 양성반응 : 지면에 있는 동측다리 측의 아래
쪽 허리(Low Back)에서 통증이 나타난다.

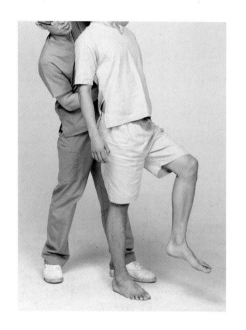

2) 사분원 검사(Quadrant Test)

① 병변검사 : 추간공(Intervertebral Foramen)의
신경구조(Neural Structure)의 압박과 후관절
기능이상(Facet Dysfunction)을 확인하기 위한
검사다.

② 검사방법

ⓐ 추간공 검사시 : 검사자는 좌측 추간공을
최대한 좁게 하기 위해 좌측 굽힘(Flex-
ion), 좌측 회전(Rotation), 폄(Exten-
sion)을 하라고 환자에게 지시한다. 이후
반대측도 반복해서 검사한다.

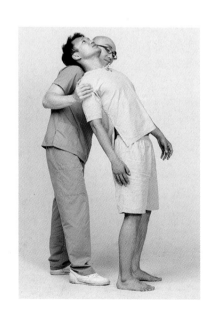

ⓑ 후관절 기능이상 검사시 : 검사자는 좌측 후관절을 최대한 압박하기 위해 좌측
    굽힘, 우측 회전, 폄을 하라고 환자에게 지시한다.

③ 양성반응 : 추간공 압박시에는 포함된 신경근(Nerve Root)에 해당하는 피부분절을 따
    라 통증(Pain)이나 감각이상(Paresthesia)이 나타난다. 반대로 후관절 기능이상시에
    는 국소적인 통증이 나타난다.

3) 발살바 수기법(Valsalva Maneuver)

① 병변검사 : 척수막내 압력을 확인하기 위한
    검사다.

② 검사방법 : 환자는 앉는 자세(Sitting Posi-
    tion)를 취한 후 검사자는 환자에게 깊은 숨
    을 쉬고 멈추라고 한다.

③ 양성반응 : 하지(Lower Extremity)에
    서 증가된 허리 통증이나 신경학적 증상
    (Neurological Symptoms)이 나타난다.

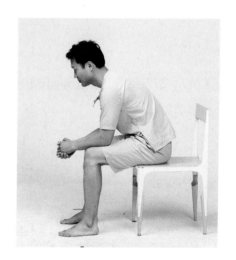

4) 넙다리신경 견인 검사(Femoral Nerve Traction Test)

① 병변검사 : 넙다리 신경의 압박을 확인하기 위한 검사다.

② 검사방법 : 환자는 중립으로 몸통(Trunk)을 유지하면서 머리를 약간 굽힘한 상태에서
    아프지 않은 쪽으로 눕는다. 검사자는 환자의 무릎을 펴고 약간 엉덩관절을 폄한다.
    그리고 환자의 무릎을 굽힘시켜 넙다리 신경을 신장 시킨다.

③ 양성반응 : 전면 넙다리(Anterior Thigh)에서 신경학적 통증(Neurological Pain)이
    나타난다.

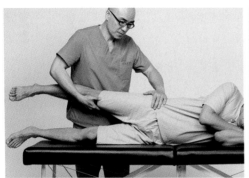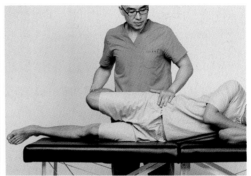

5) 하지 직거상 검사(Straight Leg Raising Test)

① 병변검사 : 하지에 공급되는 신경학
   적 구조(Neurological Structure)의
   기능장애(Dysfunction)를 확인하기
   위한 검사다.

② 검사방법 : 환자는 검사대 위에 다
   리를 펴고 바로 누운 자세(Supine
   Position)를 취한 후 검사자는 환자가
   통증을 호소할때까지 수동적으로 무

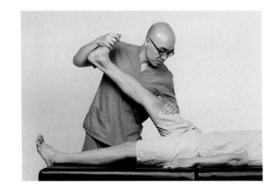

   릎관절 폄과 함께 엉덩관절을 굽힘한다. 이때 검사자는 수동적으로 환자를 발등굽힘
   (Dorsiflexion) 시킨다.

③ 양성반응 : 발등굽힘 할때 하지쪽으로 신경학적 증상이 나타난다.

9. 목뼈(Cervical)

1) 신연 검사(Distraction Test)

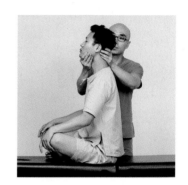

① 병변검사 : 목뼈 견인으로 동통이 경감되는 효과를
확인하는 검사다.

② 검사방법 : 검사자는 한 손으로 환자의 턱을 잡고 다
른 한 손은 뒤통수부위(Occipital Region)를 받친
다. 그 다음 서서히 머리를 잡아 당겨 올린다.

③ 양성반응 : 환자의 신경근의 압박이 풀리면 통증이
사라지거나 경감된다.

2) 하우턴트 검사(Hautant's Test)

① 병변검사 : 어지럼(Dizziness)이나 현기증(Vertigo)이 혈관성 문제인지 전정기관 문
제인지를 구별하기 위한 검사다.

② 검사방법

  ⓐ 전정기관 검사 : 환자는 손바닥을 위로하고 어깨를 90°굽힘한 자세로 앉는다.
  검사자는 환자가 30초동안 이 자세로 눈을 감고 유지하도록 한다.

  ⓑ 혈관성 검사 : 환자는 손바닥을 위로하고 어깨를 90°굽힘한 자세로 앉는다.
  검사자는 환자가 목을 회전과 함께 폄하게 하고 30초동안 이 자세로 눈을 감게
  한다.

③ 양성반응 : 각 검사마다 팔이 움직인다.

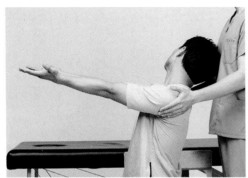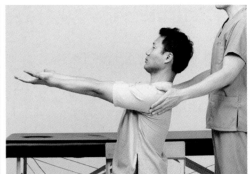

3) 롬버그 검사(Romberg Test)

① 병변검사 : 상위운동신경원 병변(Upper Motor Neuron Lesion)을 확인하는 검사다.

② 검사방법 : 환자는 30초 동안 눈을 감고 서 있는다.

③ 양성반응 : 검사동안 지나친 흔들림(Sway)이 나타난다.

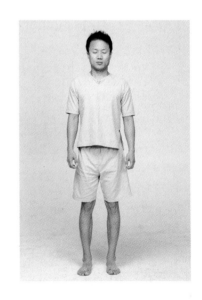

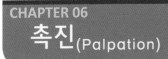

1. 정적 촉진(Static Palpation)

정적 촉진은 환자를 움직이지 않고 고정시켜 실시하는 촉진법으로, 척추뼈 검사에 있어 일반적인 방법이다.

보통 단순방사선 검사(X-ray)를 통하여 비뚤어진 척추뼈를 검사하는 방법이 가장 정확하여 많이 사용하기는 하나 검사자가 환자에게 직접 시행하는 촉진도 중요한 척추뼈 검사의 한 방법으로 간주하고 있다. 이유는 X-ray에서는 발견하기 어려운 척추뼈 양쪽 근육 등의 뭉침, 이완, 압통 등 많은 소견을 찾아낼 수 있기 때문이다.

이 촉진 방법을 연습하기 위해서는 우선 기초적인 등골뼈의 해부학적 지식이나 인체의 구조기능을 습득할 필요가 있다. 이유는 척추뼈의 촉진 느낌은 위치에 따라 차이가 있고 척추뼈의 변이에 따라 다양한 느낌이 나타날 수 있으므로 그 주변의 연부조직을 알아 둘 필요가 있기 때문이다. 또한 실제의 몸을 검사하는 데 있어서는, 먼저 체형의 밸런스가 올바른 사람의 척추뼈를 많이 만져보아 정상적인 척추뼈의 느낌을 몸으로 터득하는 것이 검사에 숙달될 수 있는 좋은 방법이다.

1) 정적 촉진의 방법

환자를 베드 위에 엎드려 눕게 하고 시술자는 환자의 옆에 위치하여 척추뼈의 부정렬을 조사한다. 우선 척추뼈 양쪽 근육의 상태(압통, 피부온도, 긴장 등 부분탈구의 징후 항목을 참조)를 조사하고 다음으로 가시돌기(Spinous Process)의 위치, 가로돌기(Transverse Process)의 위치가 위아래 척추뼈와 비교하여 동일한 선 위에 있는지를 검사한다. 특히 목뼈를 조사할 때에는 추궁판(Lamina)도 본다.

2) 척추뼈의 정렬상태 검사

① 목뼈의 정적촉진 검사방법은 (그림 3-1)처럼 양손 엄지로 목뼈의 추궁판(Lamina)을 눌러 어느 한 쪽에 후방변위가 있는지를 검사한다.

② 등뼈와 허리뼈의 정적촉진 검사방법은 (그림3-2)처럼 가시돌기(Spinous Process)를 엄지와 검지로 집듯이 누르면서 비뚤어진 곳이 있는지 하나씩 검사한다.

③ 검지와 중지사이에 등뼈와 허리뼈의 가시돌기(Spinous Process)를 놓고 내려가며 정렬을 확인한다.

④ 등뼈와 허리뼈의 가로돌기(Transverse Process)를 (그림3-3)과 같이 양손 엄지로 하나씩 눌러가며 어느 한쪽에 후방변위가 있는지를 검사한다.

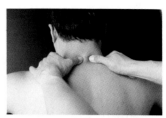

그림 3-1. 목뼈 정적촉진

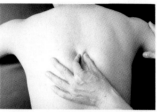

그림 3-2. 한손엄지와 검지를 이용한 등뼈·허리뼈 정적촉진

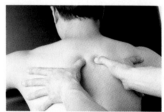

그림 3-3. 양손엄지를 이용한 등뼈·허리뼈 정적촉진

가시돌기(Spinous Process)의 정렬상태를 조사할 때 주의할 사항은 위쪽(혹은 아래쪽)으로부터 차례대로 조사해야 한다는 점이다. 검사 시 중간에 어떤 가시돌기(Spinous Process)가 조금 열외로 나와 있다고 해서 바로 그것을 부분탈구라고 판단하지 않도록 한다. 그 척추뼈를 중심으로 아래위의 척추뼈를 비교하여 본다. 위쪽이나 아래쪽에서부터 차례대로 검사한 것이 아닌 중간 한 부분을 국소적으로 보아, 부분탈구라고 판단했다면 그 열외라고 생각했던 척추뼈가 정상 위치에 있고 정상이라고 생각했던 척추뼈가 오히려 열외로 나와 있는 경우를 잘못 진단하는 실수를 범할 우려가 있다. 그림으로 설명하면 (그림 3-4)~(그림3-6)과 같다.

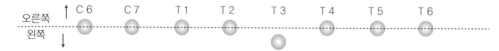

그림 3-4. T3의 부분탈구

위와 같은 상태라면 T_3가 부분탈구(PL) 되어 있는 것이다.

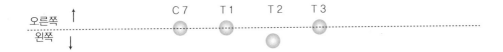

그림 3-5. 축소부위 촉진결과

위와 같은 경우는 위나 아래부터 차례대로 촉진하여 검사 한 것이 아닌 중간의 국소 부위만 촉진 한 경우이며, 그 결과 C_7과 T_3만을 기준으로 한 상태이므로 T_2가 부분탈구(PL)라고 판단 된 경우이다.

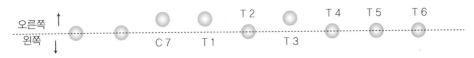

그림 3-6. 전체부위 촉진결과

하지만 위나 아래부터 차례대로 촉진하여 검사 한 경우 C_7, T_1이 부분탈구(PR) 형태이기 때문에 T_3가 정상이라고 오진 한 것을 알 수 있다.

2. 동적 촉진(Motion Palpation)

동적촉진은 돌기사이관절(Intervertebral Joint), 고리뒤통수관절(Atlantooccipital Joints), 엉치엉덩관절(Sacroiliac Joint), 사지관절에 손가락을 대고 환자의 몸을 움직여 정상적인 가동성이 있는지의 여부를 검사하는 방법이다.

일반적으로는 고정화(관절의 가동성이 감소 또는 소실된 상태)를 검사하는데 동적촉진법을 사용 하지만 이 검사 방법으로 과잉가동(Hypermobility)의 유무도 검사가 가능하다. 구체적인 방법으로는 검사자가 환자의 몸을 움직여가면서 손가락으로 목표 관절의 움직임을 촉진한다. 여기에 시진도 함께 병용한다. 이 동적촉진 방법의 목적으로는 부분탈구와 보상의 판별, 교정효과의 판정, 치료경과의 평가 등이 있다.

1) 목뼈(Cervical) 동적촉진

목뼈 동적촉진은 환자가 앉아 있거나 누워있는 상태
에서 시행할 수 있다. 먼저 앉은 자세의 동적촉진은
(그림 3-7)과 같이 등받이가 없는 의자 또는 등받
이 있는 의자의 경우 환자를 측면으로 앉히고 시술
자는 환자의 측면이나 등 뒤로 간다.

그 다음 (그림 3-8)과 같이 한손으로는 환자의 이
마를 받치고 한손으로는 엄지와 검지로 환자의 목뼈
가시돌기(Spinous Process)를 잡고 다음과 같은
환자의 움직임을 유도한 후 목뼈 관절의 움직임을
평가한다.

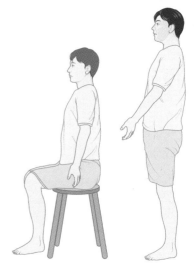

그림 3-7. 환자와 검사자의 위치

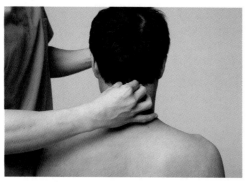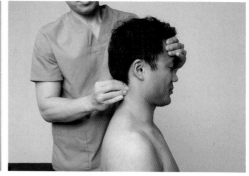

그림 3-8. 앉은 자세 목뼈 동적촉진

두 번째로 환자가 누워있는 자세의 목뼈 동적촉진은 (그림 3-9)와 같이 환자를 반듯
이 눕혀 두 손으로 머리를 받치고 양손 검지 손가락을 환자의 목뼈 가시돌기(Spinous
Process)옆 추궁판(Lamina)에 접촉한다. 그 다음 환자의 움직임을 유도한 후 목뼈 관절
의 움직임을 평가한다.

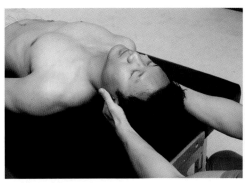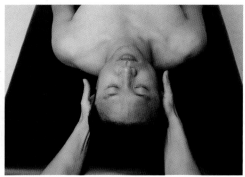

그림 3-9. 누워있는 자세 목뼈 동적촉진

2) 목뼈(Cervical) 동적촉진 평가 방법

(1) 좌우의 가동성 검사(Side Bending Test)

(그림 3-10)처럼 정상일 때에는 환자의 머리를 왼쪽에서 오른쪽으로 움직이면서 손가락으로 척추뼈를 왼쪽으로 누르면, 척추뼈는 왼쪽으로 움직인다. 다음에 환자의 머리를 오른쪽에서 왼쪽으로 움직이면서 손가락으로 척추뼈를 오른쪽으로 누르면 척추뼈는 오른쪽으로 움직인다.

척추뼈를 오른쪽에서 왼쪽으로 움직일 때에는 척추뼈는 왼쪽으로 움직이지만, 다음에 반대로 척추뼈를 왼쪽에서 오른쪽으로 움직일 때에는 척추뼈의 움직임은 거의 없거나, 왼쪽으로 움직일 때에 비해 극히 작다면, 이와 같은 경우에는 그 척추뼈는 부분탈구(Subluxation)를 일으킨 것이다. 그 척추뼈의 상태는 가시돌기(Spinous Process)가 왼쪽으로 돌아간 상태(PL) 또는 가시돌기(Spinous Process)가 왼쪽으로 돌아가고 오른쪽으로 기울어져있는 상태(PLS)일 가능성이 있다(그림 3-11).

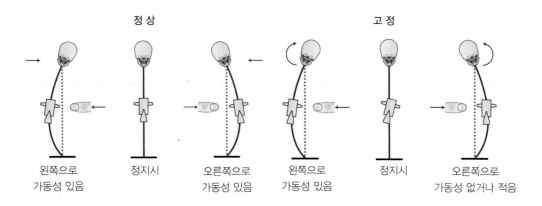

그림 3-10. 정상 목뼈의 동적촉진 평가   그림 3-11. 비정상 목뼈의 동적촉진 평가

(2) 회선도 검사(Rotation Test)

환자가 정상일 때에는 환자의 머리(얼굴)를 왼쪽 또는 오른쪽으로 회선시키면서 손가락으로 가시돌기(Spinous Process)를 오른쪽 또는 왼쪽으로 누르면 좌우로의 가동성이 같은 위치에 있다. 그러나 (그림 3-12)의 예처럼 오른쪽으로의 움직임은 있지만 왼쪽으로의 움직임은 없거나 운동범위가 감소된 경우에는 그 척추뼈가 부분탈구를 일으켰고 가시돌기(Spinous Process)가 왼쪽으로 돌아간 상태(PL)일 가능성이 크다.

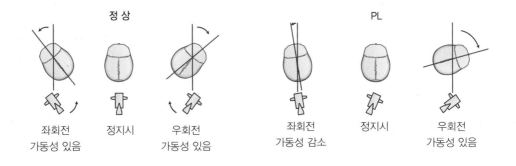

그림 3-12. 목뼈의 회선도 검사

(3) 전후 가동 검사(Flexion & Extension Test)

전후 가동 검사는 (그림 3-13)과 같이 환자의 목을 구부리게 하거나(Flexion) 펴게 해서 (Extension) 검사한다. 이 때 (그림 3-14)처럼 검지 손가락으로 목뼈 가시돌기(Spinous Process) 관절의 움직이는 상태를 관찰하면 움직임이 나쁜 척추뼈는 고정화를 일으켰다는 것을 알 수 있다.

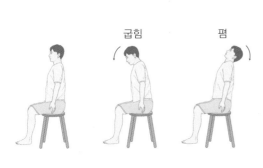

그림 3-13. 목뼈 전후 가동검사 움직임

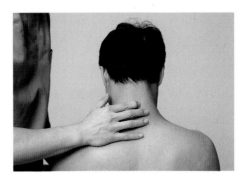

그림 3-14. 목뼈 전후 가동검사 촉진

이상 3가지 검사에서 척추뼈의 움직임을 촉진한 결과, 같은 부분의 목뼈에서 움직임의 부자연스러움이 공통적으로 발생했다면 그 부분의 목뼈가 부분탈구를 일으켰다고 판단할 수 있다.

또한 동적촉진 시 특정 부분 척추뼈의 움직임이 (표 3-1)과 같이 제약을 받을 경우 부분탈구 상태를 평가 할 수 있다.

표 3-1. 움직임 제약에 따른 척추뼈의 형태

Occiput − PS =		Extension	(AS Finding From X‑ray)
	LS =	↓	Left Lateral Bending
	RS =	↓	Right Lateral Bending
	LP =	↓	Right Rotation
	RP =	↓	Left Rotation
Atlas − (AS or AI Finding From X‑ray)			
	L =	↓	Left Lateral Bending
	R =	↓	Right Lateral Bending
	LP =	↓	Right Rotation
	RP =	↓	Left Rotation
C2 − T3 − P =		Extension	(P‑A Scan)
	L =	↓	Left Rotation
	R =	↓	Right Rotation
	S =	↓	Lateral Bending

3) 등 · 허리(Thoracic & Lumbar) 동적촉진

등 · 허리 동적촉진은 환자가 앉아 있거나 엎드려 있는 상태에서 시행할 수 있다.

먼저 앉은 자세의 동적촉진은 (그림 3-7)과 같이 등받이가 없는 의자 또는 등받이 있는 의자의 경우 환자를 측면으로 앉히고 시술자는 환자의 측면이나 등 뒤로 간다.

그 다음 (그림 3-15)와 같이 한손 검지를 환자의 등 · 허리 가시돌기(Spinous Process)와 가시돌기(Spinous Process) 사이에 촉진하고 환자에게 전, 후방으로 굽힘과 폄의 움직임을 유도한 후 맨 위 또는 맨 아래부터 차례대로 각 가시돌기(Spinous Process)의 벌어지는 간격의 움직임을 평가한다.

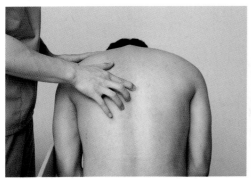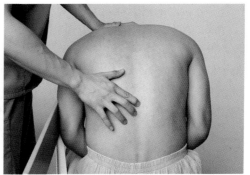

그림 3-15. 앉은 자세 등뼈 · 허리뼈 동적촉진

두 번째로 엎드린 자세의 동적촉진은 (그림 3-16)과 같이 베드에 환자를 엎드리게 한 후 환자의 측면에서 한 손의 콩알뼈(Pisifrom)를 환자의 등뼈 · 허리뼈 가시돌기(Spinous Process)에 접촉한다(그림 3-16). 그 다음 가시돌기(Spinous Process)에 접촉한 손의 손목을 다른 손으로 잡아 안정적으로 고정시켜주고 적당한 압력을 주어 가시돌기(Spinous Process)를 맨 위 또는 맨 아래부터 차례대로 하나씩 눌러 가시돌기(Spinous Process)의 움직임을 평가한다.

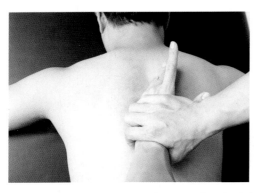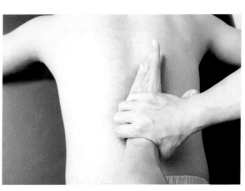

그림 3-16. 엎드린 자세 등뼈 · 허리뼈 동적촉진

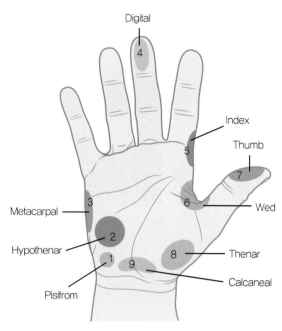

그림 3-17. 손의 접촉 부위별 명칭

4) 엉치엉덩관절(Sacroiliac Joint)의 동적촉진

엉치엉덩관절(Sacroiliac Joint)과 함께 골반의 불균형을 정확하게 검사하기 위해서는 방사선(X-ray) 사진을 보는데 방사선사진을 이용하지 않을 때에는 좌우 엉덩뼈(Ilium)의 움직임을 검사하여 그 중에서 움직임이 없거나 작은 쪽을 부분탈구로 진단 할 수 있다. 엉치엉덩관절(Sacroiliac Joint) 동적촉진 방법은 환자가 서있는 상태와 앉아있는 상태 그리고 엎드려 있는 상태에서 검사 할 수 있다.

먼저 서있는 상태에서 엉치엉덩관절(Sacroiliac Joint)의 동적촉진 방법은 환자를 곧게 세우고 검사자는 환자의 등 뒤로 가서 환자의 양 위뒤엉덩뼈가시(PSIS)에 양쪽엄지를 접촉한다(그림 3-18). 그리고 환자에게 한쪽 무릎을 굽힌 형태로 한쪽 발로 서게 한다. 90° 까지 무릎을 올리게 하고, 더욱 굽혀 최대한으로 올리도록 하여, (그림 3-19)의 ⓐ와 ⓑ 점 사이를 올렸다 내렸다 하도록 한다. 이 때 검사자는 환자의 양 위뒤엉덩뼈가시(PSIS)의 움직임을 진단한다. 정상이라면 무릎을 올렸을 때 위뒤엉덩뼈가시(PSIS)이 아래쪽으로 움직인다. 만약 이때 위뒤엉덩뼈가시(PSIS)이 움직이지 않거나 위쪽으로 이동하면 그쪽의 엉치엉덩관절은 고정화를 일으키고 있는 것이며, 그 결과는 엉덩뼈(Ilium)가 전상방

(AS)일 가능성이 크다(그림 3-19ⓐ, ⓑ).

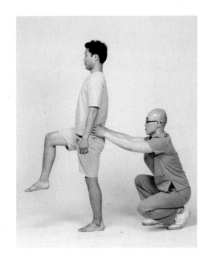

그림 3-18. 서 있는 자세의
SI Joint 동적촉진 자세

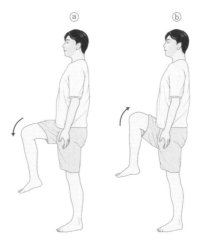

ⓐ, ⓑ를 반복한다

그림 3-19. 서 있는 자세의
SI Joint 동적촉진 시 환자의 움직임

두 번째로 앉은 자세의 엉치엉덩관절(Sacroiliac Joint)의 동적촉진 방법은 환자를 등받이가 없는 의자에 앉히고 시술자는 환자의 등뒤에서 허리를 구부려 양 엄지로 환자의 좌우 위뒤엉덩뼈가시(PSIS)을 누른다(그림 3-20). 그 위치에서 환자에게 양쪽 무릎을 벌렸다 오므렸다(그림 3-21 ⓐ, ⓑ) 하도록 지시하며 그때의 좌우 위뒤엉덩뼈가시(PSIS)의 움직임을 비교한다(IN과 EX의 운동이 주체가 된다). 양 무릎을 벌린 상태에서는 양 위뒤엉덩뼈가시(PSIS)이 안쪽으로 움직이고 오므린 상태에서는 바깥쪽으로 움직인다. 만일 왼쪽에서 안쪽으로의 움직임이 좋지 않다면 왼쪽 엉치엉덩관절(Sacroiliac Joint)은 고정화를 일으켰고 리스팅은 Ex일 가능성이 있다.

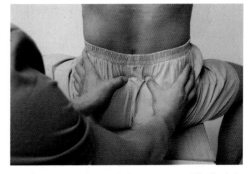

그림 3-20. 앉은 자세의 SI Joint 동적촉진 자세

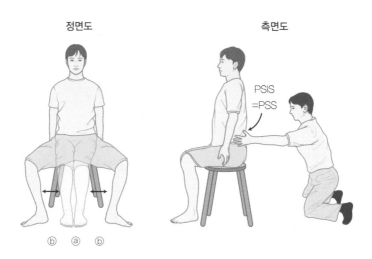

정면도   측면도

PSIS
=PSS

ⓑ ⓐ ⓑ

그림 3-21. 앉은 자세의 SI Joint 동적 촉진 시 환자의 움직임

세번째로 엎드린 자세의 엉치엉덩관절(Sacroiliac Joint)의 동적촉진 방법은 환자를 (그림 3-22)와 같이 엎드려 놓고 시술자는 환자의 측면에서 한손바닥을 서있는 위치의 환자 건너편 엉덩뼈(Ilium)에 접촉한다. 그리고 환자의 엉덩뼈(Ilium)를 압력을 주어 전상방(AS) 방향으로 눌렀다 놨다를 반복하면서 다리의 길이를 평가한다. 이 때 엉덩뼈(Ilium)를 눌렀을 때에는 누르는 쪽 다리만 단독으로 길이가 길어졌다가 누르는 힘을 뺐을 때에는 다시 다리의 길이가 원래대로 돌아와야 한다. 만약 누르는 동작에서 움직임이 잘 나타나지 않거나 반대편쪽 다리가 같이 움직인다면 진단하고 있는 엉덩뼈(Ilium)은 고정화를 일으켰을 가능성이 있다.

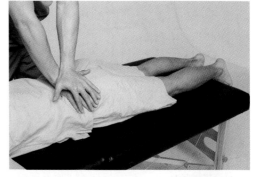

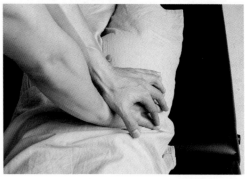

그림 3-22. 엎드린 자세의 동적촉진

5) 엉치뼈(Sacrum)의 동적 촉진

엉치뼈(Sacrum)의 리스팅 중에서 PI-L, PI-R을 찾아내는데 다음과 같은 방법이 있다. 우선 (그림 3-23)과 같이 환자로 하여금 엎드린 자세를 취하도록 하고 시술자는 손바닥을 약간 벌려 환자의 엉치뼈(Sacrum) 중앙을 손바닥으로 눌러 환자의 엉치뼈를 고정시킨다.

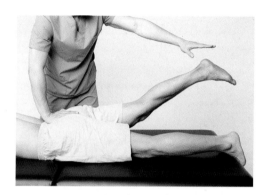

그림 3-23. 엉치뼈(Sacrum)의 동적 촉진

다음으로 환자에게 무릎을 굽히지 말고 다리를 최대한 뒤쪽으로 젖히게 하는(즉 다리를 높이 올리게 하는) 동작을 좌우 한쪽 방향씩 하도록 하여, 그 올라가는 높이가 12cm이상 차이가 날 경우 덜 올라가는 쪽을 일단 후하방(PI)라고 볼 수 있고 이에 꼬리뼈의 방향이 다리가 많이 올라가는 쪽으로 돌아가 있다고 진단 할 수 있다(그림 3-24).

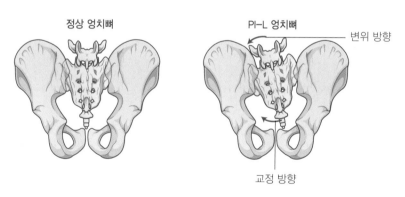

정상 엉치뼈   PI-L 엉치뼈

변위 방향

교정 방향

그림 3-24. 엉치뼈(Sacrum)의 동적촉진에 따른 평가

CHAPTER 07
방사선 검사(X-ray)

X-선이 발견(1895)되고 나서 얼마 지나지 않아 척추뼈를 중심으로 연구를 하는 카이로 프랙터인 팔머는 부분탈구를 연구하기 위해 X-선 촬영법(Roentgenography)을 도입하 였다. 그리고 그동안 촉진에만 의존 해왔던 진단을 X-ray와 비교하여 진단 해보니 촉진 법은 진단하는 사람에 따라 많은 오진을 하고 있다는 것을 깨닫게 되었다. 이후 척추뼈를 검사하는데 있어 X-ray와 촉진은 항상 병행되어 되어왔으며, 땔래야 땔 수 없는 관계가 되었다.

1. X-선 사진의 분석(Analysis of X-ray)

X-ray 사진(X-P)을 판독하기 위해서는 우선 X-P을 분석해야 한다. 이것을 카이로프랙 틱(Chiropractic)에서는 척추촬영도 분석(Spinographic Analysis)라고 한다.

정형외과의는 척추뼈의 X-P을 뼈의 병리학적 주체로 본다. 카이로프랙터도 뼈의 병리를 보지만 주로 척추뼈의 구조와 상태를 중심으로 진단을 한다.

이와 같이 리메디얼 테라피스트들도 척추뼈의 구조와 상태를 중심으로 X-P을 판독해 야 한다. 척추뼈의 구조와 상태 중심 판독법의 특징은 환자를 자연스럽게 세워서 촬영한 X-P을 등 쪽에서 보는 것이다. 왜냐하면 이 분석법이 척추뼈를 촉진하는 것과 비교하고 치료하는데 적용하기 쉽기 때문이다(즉, X-P을 보았을 때 오른쪽(R)의 표시가 내 오른쪽 에 있는 위치로 보았을 때, 그 X-P이 환자의 등 오른쪽이다).

척추뼈를 평가하데 X-P에 의한 척추뼈분석은 선긋기법(Marking System)을 실시하여 부분탈구를 일으킨 척추뼈의 리스팅을 결정함으로써 시작된다. 단, X-P은 척추뼈상태의 일면을 나타내는데 지나지 않으므로 촉진, 문진 등의 결과와 이 분석결과를 종합적으로 고려하여 부분탈구를 일으킨 척추뼈의 위치나 리스팅을 결정해야 한다.

X-P을 분석하기 전 촬영방법과 체크해야할 내용은 다음과 같다.

① X-P 촬영은 기본적으로 서 있는 자세(Standing Position)를 원칙으로 한다.

② 전.후면(A-P)과 측면자세(Lateral Position) 자세를 촬영해야하며, 목뼈 부위의 경우 입을 다물고 찍은 모습과 함께 입을 벌리고 찍은 모습을 추가로 촬영해야 한다. 이유 는 입을 다물 경우 목뼈1-3번(C_1-C_3)가 치열에 가려져 보이지 않기 때문이다.

③ X-P을 분석하기 전에 환자 본인의 X-P이 맞는지 이름을 꼭 확인하도록 한다.

④ X-P이 환자의 뒤에서 보는 모습으로 놓아 졌는지 확인한다.

1) 척추뼈 전체상의 분석

(1) 우선, X-P의 전후상을 본다

척추뼈 전체에 측만(Scoliosis)이 있는지를 확인한다. 등뼈 부분이 약간의 측만은 한쪽 손 을 많이 사용하는 직업을 가지고 있는 경우 나타날 수도 있다(왼손잡이는 왼쪽으로, 오른 손잡이는 오른쪽으로 측만된다).

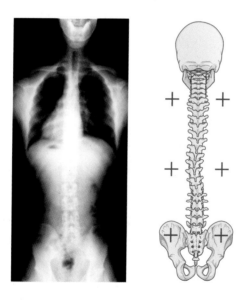

그림 4-1. 등골뼈의 전.후(A-P) 사진

(2) 다음으로 X-P의 측면 상태를 본다

X-P의 측면 사진의 척추뼈 L_5에서 C_2까지 척추뼈몸통의 후방선을 연결해 간다. 이것을 George's Line이라고 한다. 이것을 통해 생리적 만곡의 과부족을 본다(그림 4-2). 이 George's Line이 그 곡선보다 뒤쪽으로 튀어나와 있는 부분의 척추뼈몸통은 후방 부분탈구(P)를 일으킨 것이다(그림 4-3).

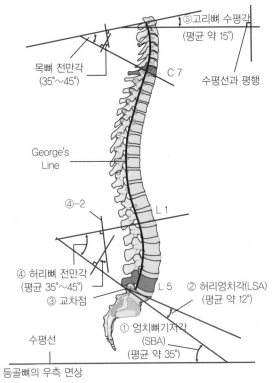

⑤고리뼈 수평각
(평균 약 15°)

목뼈 전만각
(35°~45°)

C 7

수평선과 평행

George's Line

④-2

L 1

④ 허리뼈 전만각
(평균 35°~45°)

③ 교차점

L 5

② 허리엉치각(LSA)
(평균 약 12°)

① 엉치뼈기저각
(SBA)
(평균 약 35°)

수평선

등골뼈의 우측 면상

그림 4-2. 등골뼈의 측면 X-P

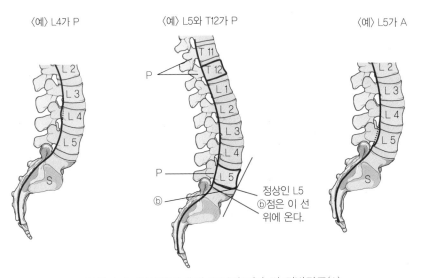

〈예〉 L4가 P

L 2
L 3
L 4
L 5
S

〈예〉 L5와 T12가 P

T 11
P
T 12
L 1
L 2
L 3
L 4
P
L 5
ⓑ

정상인 L5
ⓑ점은 이 선 위에 온다.

〈예〉 L5가 A

L 2
L 3
L 4
L 5
S

그림 4-3. 척추뼈의 후방 부분탈구(P) 및 전방탈구(A)

(그림 4-2)의 X-P 측면상 내용을 설명 하면 다음과 같다.

① 엉치뼈바닥의 연장선과 수평선이 이루는 각도를 엉치뼈기저각(Sacral Base Angle : SBA)이라고 하는데 이 각도는 평균 35°인 것으로 알려져 있다.

② 엉치뼈바닥면의 연장선과 L_5 아랫면의 연장선이 이루는 각도를 허리엉치각 (Lumbar-Sacral Angle : LSA)이라 하며, 이 각도는 평균 약 12°이다. 허리엉치각 이 이각도보다 커져감에 따라 허리뼈의 전만도가 증가하고 허리엉치각이 이 각도보다 작아짐에 따라 허리뼈의 전만도는 감소한다(그림 4-2).

③ 정상적인 경우에는 허리엉치각을 구성하는 2개 선의 교차점이 L_5와 엉치뼈의 사이에 있는 척추뼈 사이구멍의 뒷부분에 있다. 이 교차점이 L_5와 엉치뼈 사이의 척추뼈 사이 구멍 안에 존재할 때에는 추간관절증후군(Facet Syndrome)을 일으키기 쉽다.

④ L_1의 척추뼈몸통(Vertebrae Body) 아래모서리의 연장선과 L_5 척추뼈몸통 아래모서리 의 연장선이 만나 는 점에서 만들어지는 각도를 허리뼈전만각(Angles Of Lumbar Curvature)이라 하는데, 이 각도는 평균 35°~45°정도이다(그림 4-4). 이 각도가 앞 에서 설명한 평균 각도보다 커지면 허리뼈 과다전만이 되고, 작아지면 허리뼈 전만감 소가 된다. 이 각도가 0°에 가까울 때에는 허리뼈 의 전만소실이 되고 반대로 마이너 스 각도가 되면 허리뼈 후만이 된다.

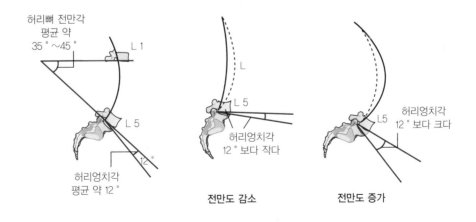

그림 4-4. 허리엉치각과 허리뼈 전만도의 상관관계

⑤ 고리뼈(Atlas)의 앞결절과 뒤결절(그림 4-5)의 두께(상하의 길이)에서 중간점을 취해 이 두 점을 연결하는 선의 연장선(Atlas Plane Line : APL)과 C_7의 척추뼈몸통 아래 모서리를 통과하는 선이 만나는 각도를 목뼈전만각(Angles Of Cervical Curvature)이라 하는데 이 각도는 보통 35°~45°의 사이이다. 이 각도가 35°보다 작을 때를 목뼈의 전만감소(Hypolordosis)라 하고 45°이상일 때를 목뼈의 과다전만(Hyperlordosis)이라 한다. 이 각도가 0°에 가까운 것을 플랫(Flat : 평평한) 또는 밀리터리 넥(Military Neck : 군인의 목)이라고 하고, 반대로 전만 곡선이 뒤 쪽을 향한 상태를 후만(Kyphosis)이라 한다(그림 4-6). 고리뼈의 앞 결절부와 뒤 결절부의 두께(상하 지금)의 중간지점을 통과하는 선(그림 4-5)과 수평선이 교차하여 이루는 각도를 고리뼈수평각(Atlas Angle To Horizontal)이라고 한다(그림 4-2).

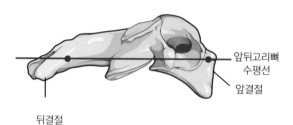

고리뼈 우측면도

그림 4-5. 제1 목뼈 Atlas Plane Line(APL)

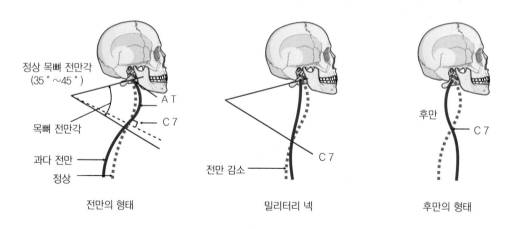

머리 부위 측만(모식도)

그림 4-6. 목뼈의 굴곡 형태에 따른 진단

일반적으로 C_2~C_6의 사이에서 척추뼈 몸통 아래 부위의 선은 보통 (그림 4-7)처럼 뒤쪽의 한 점에서 교차한다(단, 이 선들이 교차하는 점은 상당히 뒤쪽에 있으므로 그림으로는 나타낼 수가 없다). 하지만 목 부위 만곡에서 전만이 강해지면 이 교차점은 목뼈의 뒷부분에서 척추뼈에 가까운 위치로 이동하고(그림 4-8), 후만이 되면 목뼈의 앞부분에서 교차한다(그림 4-9. 단, 이 교차점은 상당히 앞쪽에 있으므로 이 그림에서는 나타낼 수 없다). 보다 전형적으로 나타내면, (그림 4-10)처럼 앞에서 설명한 2가지가 혼합되어 전체적인 목뼈 곡선은 전만도가 감소된 형태가 된다고 할 수 있다. 그러나 목뼈 전만각은 고리뼈(C_1) 상태에 큰 영향을 받으므로, 이 각도만으로 목뼈의 전만상태 여부를 판단할 수 없기 때문에 전체 적인 굴곡을 고려해야 한다.

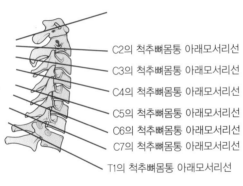

그림 4-7. 일반적인 목뼈 만곡

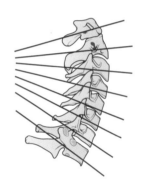

그림 4-8. 목뼈의 과전만

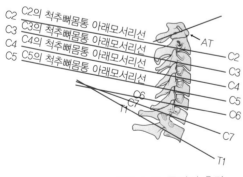

그림 4-9. 목뼈의 후만

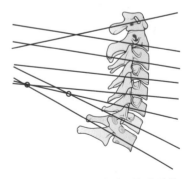

그림 4-10. 목뼈의 전·후만 혼합

2) 척추뼈의 부분적 분석

(1) 고리뼈(Atlas)의 전후면(A–P)상 선 긋는 법과 분석

고리뼈(C_1)의 리스팅은 중쇠뼈(C_2)를 기준으로 한다. 그 관계가 정상인 상태에 있으면 (그림 4–11)과 같이 된다.

정상 상태의 전후상(그림 4–11)에 선긋는 법은 고리뼈(C_1)의 가로돌기와 가쪽덩이(외측괴)가 교차하는 상하 4점의 하방 2점(그림 4–11의 ⓐ)을 연결하는 선을 조금 길게 긋는다. 이 선이 고리뼈 가로돌기수평선(Transverse Atlas Plane Line : TAPL)이다.

다음 중쇠뼈(C_2)의 척추뼈몸통 아랫부분에서 (그림 4–11의 ⓑ)점을 좌우로 연결한 선을 조금 길게 긋는다. 이 선이 중쇠뼈수평선(Axis Plane Line : APL)이다. 이 두 선이 평행하면 이 둘은 정상적인 위치관계에 있다고 본다.

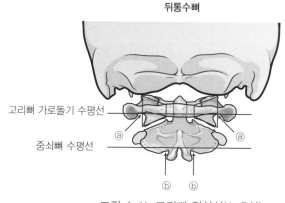

그림 4–11. 고리뼈 정상상(A–P상)

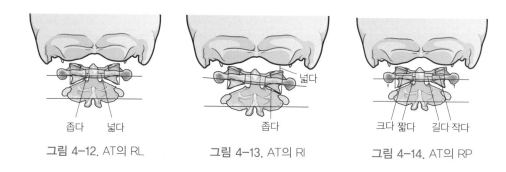

그림 4–12. AT의 RL   그림 4–13. AT의 RI   그림 4–14. AT의 RP

하지만 (그림 4-12)처럼 중심 중쇠뼈를 중심으로 고리뼈가 한쪽으로 밀리게 되면 중쇠뼈의 치아돌기(Odontoid Process) 양옆의 간격이 다르게 나타나게 되며, 고리뼈가 한쪽으로 기울게 되면 고리뼈 가로돌기수평선(TAL)과 중쇠뼈수평선(APL)의 간격이 한쪽으로 좁게 된다. 또한 (그림 4-14)과 같은 경우 고리뼈의 가쪽덩이(외측괴)가 작고 치아돌기(Odontoid Process)와 고리뼈(Atlas)사이의 길이가 긴 쪽이 후방변위(P) 되었다고 분석할 수 있다.

(2) 고리뼈(Atlas)의 측면(Lateral)상 선 긋는 법과 분석

① 치아돌기의 기부와 상부의 전후 폭의 중점(ⓐ와 ⓑ)에 표시를 하여 이 두 점을 연결하는 연 장선을 긋는다(그림 4-15의 ①). 이 선을 치아돌기선(Odontoid Line)이라고 한다.

② 다음으로 이 치아돌기선에 직각으로 중쇠뼈(C2)의 척추뼈 몸통 상하의 폭 중심에 해당하는 곳에 가로선을 긋는다(그림 4-15의 ②). 이 선이 치아돌기직각선(Odontoid Perpendicular Line)이다.

③ 고리뼈(C1)의 측면상 앞결절 부분의 중간과 뒤결절 부분의 중간에 중심점을 찍어 이 두 점 사이를 연결하는 연장선을 긋는다. 이것을 앞뒤고리뼈선(A-P : Atlas Plane Line)이라고한다(그림 4-16). 만일 고리뼈(C1)가 정상 위치에 있다면 치아돌기직각선과 앞뒤고리뼈선은 평행이 된다(그림 4-17).

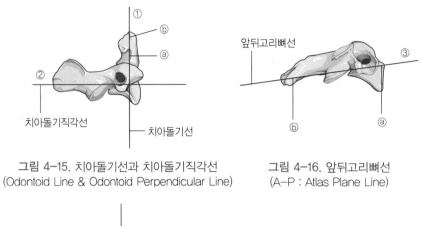

그림 4-15. 치아돌기선과 치아돌기직각선
(Odontoid Line & Odontoid Perpendicular Line)

그림 4-16. 앞뒤고리뼈선
(A-P : Atlas Plane Line)

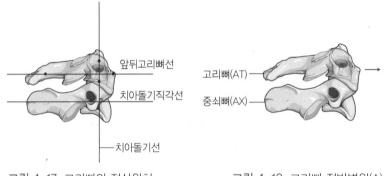

그림 4-17. 고리뼈의 정상위치

그림 4-18. 고리뼈 전방변위(A)

ⓐ 고리뼈 리스팅의 특징은 고리뼈(C1)가 다른 목뼈($C_2 \sim C_7$)에 대하여 전방(A)으로 변위한다는 것이다. 이유는 고리뼈(C1)는 치아돌기에 의해 후방으로 변위할 수 없기 때문이다. 따라서 고리뼈(C1)의 리스팅에는 처음에 A(전방)를 붙인다 (전방변위 : 그림 4-18).

ⓑ 고리뼈의 상하변위 : 앞뒤고리뼈선과 치아돌기직각선이 척추뼈의 전방에서 교차하고 있는상태가 AI(그림 4-19)이고 척추뼈의 후방에서 교차하고 있는 상태가 AS(그림 4-20)이다. AI는 고리뼈(C1)의 앞부분이 중쇠뼈에 대해 정상 위치보다 하방으로 변위되어 있고 AS는 고리뼈(C1)의 앞부분이 중쇠뼈에 대해 정상 위치보다 상방으로 변위되어 있는 것이다.

ⓒ 고리뼈의 측방변위 : 일반적으로 단순한 형태의 측방변위는 없다. X-P 분석

방법을 만든 간스테드는 측방변위는 변위된 쪽의 인대 등에 팽창을 일으키고 그 쪽의 돌기사이관절 부위에 팽창을 일으켜 변위된 쪽 고리뼈의 옆부분을 상방으로 변위시킨다고 이야기하고 있다. 즉, 변위된 쪽에는 반드시 상방으로의 변위가 동반된다는 것이다. 이것이 전상방우방변위(ASR)의 상태이다(그림 4-21).

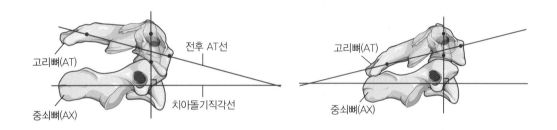

그림 4-19. 고리뼈의 전하방변위(AI)   그림 4-20. 고리뼈의 전상방변위(AS)

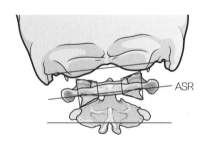

그림 4-21. 고리뼈의 전상방우방변위(ASR)

ⓓ 고리뼈의 전후회전변위 : 간스테드는 고리뼈 가쪽덩이(외측괴)의 전후변위를 고리뼈의 전후회전변위로 나타낸다. 결론적으로는 측방변위를 일으킨 쪽의 크기가 반대쪽(또는 정상시)의 가쪽덩이의 크기보다 큰 경우에는 전방회전변위(A)이고 반대로 측방변위를 일으킨 쪽의 가쪽덩이의 크기가 반대쪽(또는 정상

시)의 가쪽덩이의 크기보다 작은 경우에는 후방회전변위(P)이다. 또한 치아돌기의 바깥쪽 가장자리로부터 가쪽덩이 까지의 길이도 변화한다. 측방변위를 일으킨 쪽의 이 길이가 반대쪽(또는 정상시)의 길이보다 짧으면 그 쪽의 가쪽덩이는 전방회전변위(A)이고 반대쪽으로 길면 후방회전변위(P)이다(그림 4-14). 그러나 이 방법은 하나의 편법으로, 이 길이 측정만으로 A인지 P인지를 결정해서는 안 된다. (그림 4-22)는 ASRA, 즉 고리뼈가 전상방우방으로 변위하고 그 쪽(오른쪽)의 가쪽덩이 부분이 전방회전변위를 일으키고 있음을 나타내고 있으며, (그림 4-23)은 ASRP 형태를 보여주고 있다(고리뼈가 전상방우방으로 변위하고 그 쪽이 후방회전변위를 일으키고 있다).

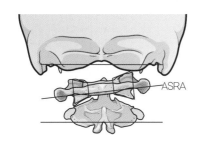 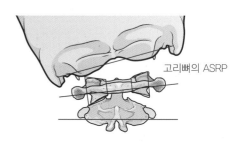

그림 4-22. 고리뼈의 ASRA   그림 4-23. 고리뼈의 ASRP

고리뼈의 분석에서 주의해야 할 점은 전후상에서 치아돌기와 가쪽덩이(외측괴)의 길이의 장단을 측정하는 것만으로 가쪽덩이 부분의 전방회전변위나 후방회전변위를 결정해서는 안 된다. 그 이유는 고리뼈가 중쇠뼈에 대해 측방변위를 일으키면 치아돌기와 가쪽덩이 사이는 길어진다(그림 4-24의 ASR). 그러나 고리뼈 가쪽덩이의 한쪽이 전방회전변위를 일으키면 이 둘 사이의 거리는 짧아진다. 이것은 이 둘 사이의 길이만으로 가쪽덩이의 회전변위 (A or P)를 결정하려 한다면, 예를 들어 ASRP와 ASLA는 같아져 혼란이 온다. 따라서 고리뼈의 측방변위를 판정할 때는 반드시 중쇠뼈수평선의 고리뼈 가로돌기수평선(그림 4-11, 그림 4-21)을 이용하여 결정하는데, 좌우 어느 쪽의 가쪽덩이가 상방변위를 일으켰는지를 보아, 다음의 리스팅을 결정하는 방법을 취해야 한다.

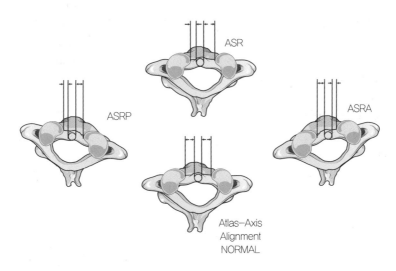

그림 4-24. 고리뼈의 변위

(3) 등뼈 · 허리뼈(Thoracic & Lumbar)의 선 긋는 법과 분석

등뼈 · 허리뼈의 X-P상에서 척추뼈몸통의 상태를 나타내는 가로선을 긋는 방법은 다음과 같이 설명할 수 있다(그림 4-25). 척추뼈몸통 아래부의의 전후 각도에 해당되는 부분에 가상의 점(ⓐ, ⓑ)을 찍고 이 점을 잇 는 가상의 선을 그려 그 선과 평행이 되는 선을 척추 뼈몸통의 아래 3분의 1정도의 위치에 긋는다.

① 척추뼈고리뿌리(Pedicle of Vertebral Arch)의 가로폭은, 가시돌기(Spinous Process) 변위를 일으킨 반대쪽은 넓고(그림 4-26의 ⓐ), 그 변위가 있는 쪽은 좁다 (그림 4-26의 ⓑ). 그리고 척추뼈고리뿌리의 위치는 가시돌기(Spinous Process)의 변위쪽에서는 척추뼈몸통의 바깥쪽으로, 반대쪽에서는 안쪽으로 이동된 것처럼 보인 다(그림 4-26의 ⓐ 와 ⓑ).

② 또한 가시돌기(Spinous Process)의 형태는 (그림 4-26의 ⓒ)처럼 보인다고 한다.

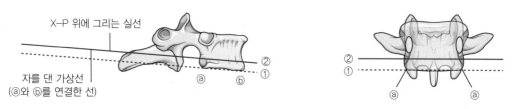

그림 4-25. X-P상 등뼈 · 허리뼈 가로선 긋기

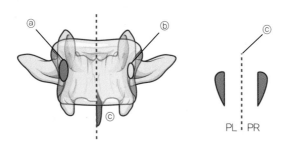

그림 4-26. 척추뼈고리뿌리와 가시돌기의 형태(예: PR)

(그림 4-27)은 정상 허리뼈의 모습을 나타낸 것이며, (그림 4-28)은 척추뼈의 몸체가 오른쪽으로 밀려 있는 형태(R)를 나타내고 있다. 오른쪽으로 밀려있는 척추뼈는 척추뼈의 가시돌기(Spinous Process)가 크기에 변화가 없이 위와 아래의 중심선상에 걸쳐 있는 가시돌기(Spinous Process)에 비해 오른쪽으로 가 있는 것을 확인 할 수 있다.

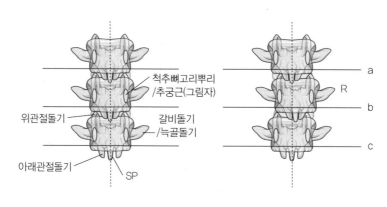

그림 4-27. 정상 허리뼈   그림 4-28. 리스팅-R

아래 (그림 4-29)는 척추뼈의 몸체가 아래로 내려가 있는 모습(I)을 나타낸 것이며, (그림 4-30)은 척추뼈의 몸체가 오른쪽으로 기울어져 있는 모습(RI)을 나타내고 있다. (그림 4-29)의 경우 아래와의 척추뼈 간격보다 위쪽과의 척추뼈 간격이 넓은 것을 확인할 수 있고, (그림 4-30)의 경우 아래 가로선과 비교하여 위쪽 가로선이 오른쪽으로 기울어져 있다.

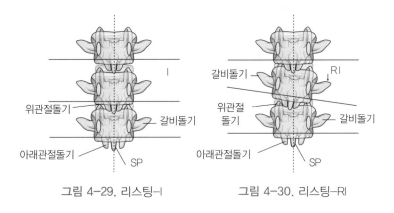

그림 4-29. 리스팅-I   그림 4-30. 리스팅-RI

다음 (그림 4-31)는 척추뼈의 몸체가 오른쪽으로 돌아(Rotation)가 있는 모습(PR)을 나타낸 것이다. 이 경우 척추뼈의 가시돌기(Spinous Process)가 위아래 가시돌기(Spinous Process)를 중심으로 오른쪽으로 치우쳐 있으며 가시돌기(Spinous Process)의 모양이 (그림 4-26)과 같이 잘려져 작게 보인다.

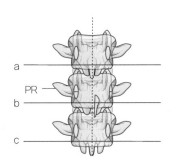

그림 4-31. 리스팅-PR

즉, PR과 PL은 가시돌기(Spinous Process)의 위치(또는 형태)와 척추뼈고리뿌리의 위치나 형태 등으로 본다. (그림 4-32)는 PRS의 형태이며, (그림 4-33)은 PRI의 형태이다.

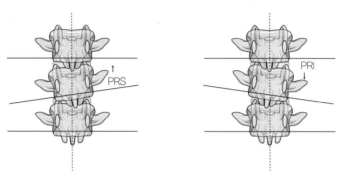

그림 4-32. 리스팅-PRS   그림 4-33. 리스팅-PRI

참고로 허리뼈의 척추분리증(Spondy Lolysis)의 경우 X-선 검사 시에 측면(Lateral) 사진에서 돌기사이관절(Pars Interarticularis)로 상태를 분석할 수 있다(그림 4-34). 허리뼈의 측면(Lateral) X-P상에는 (그림 4-35)와 같은 강아지 모양의 상이 보인다. 이 형상이 Scotty Dog과 닮았기 때문에, 이것을 Scotty Dog에 비유하여 그 부위를 눈, 코, 목, 귀(위관절돌기), 앞다리(하관절돌기), 몸통, 꼬리로 나누어 보아, Soctty Dog의 목부분에 '개목걸이' 같은 모양이 보이면 그 돌기사이관절(Pars Interarticularis)이 부분이 분리되어 있다는 것을 말해준다.

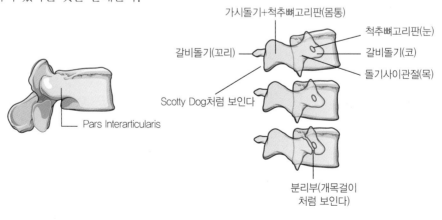

그림 4-34. 허리뼈 돌기사이관절   그림 4-35. 허리뼈의 척추분리증
(Pars Interarticularis)   (Spondy Olysis)

(4) 골반 선 긋는 법과 분석

골반 선긋기를 통한 분석을 하는데 있어 정상적인 골반(그림 4-36)의 기준이 되는 중요한 원칙 6가지가 있다. 골반을 분석 할 때는 정상적 골반의 6가지 원칙에 해당이 되는지 꼭 체크해 보아야 한다.

① Femur Head 선이 평행해야 함

② 기초 Sacrum 선이 평행해야 함

③ 높은 Ilia 선이 평행해야 함

④ Symphsis의 Alignment가 Sacral의 중심선과 일직선이 되어야 함

⑤ 두 Obturator Foramina의 Size가 꼭 같아야 함

⑥ 양 Ilia의 넓이가 같아야 함

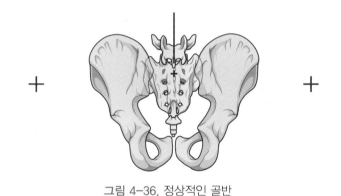

그림 4-36. 정상적인 골반

골반 선긋기의 방법과 분석은 다음 (그림 4-37), (그림 4-38)와 같이 순서대로 골반에 선을 그려준 후 분석을 한다.

① 넙다리뼈머리선 : 좌우의 넙다리뼈머리의 위쪽 끝을 연결하는 선(기준선).

② 엉덩뼈능선 : 엉덩뼈의 위쪽 끝에 점을 찍고 그 높이에서 수평선을 긋는다(좌우 따로).

③ 궁둥뼈결절선 : 궁둥뼈결절의 아래쪽 끝에 점을 찍고 그 높이에서 수평선을 긋는다(좌우 따로).

④ 엉덩뼈바깥선 : 엉덩뼈의 가쪽 끝에 점을 찍고 그 위치에서 수직선을 긋는다.

⑤ 엉덩뼈안쪽선 : 엉덩뼈의 안쪽 끝에 점을 찍고 그 위치에서 수직선을 긋는다.

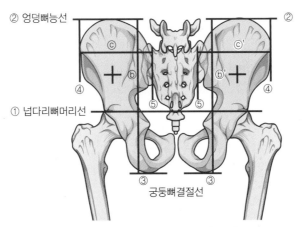

② 엉덩뼈능선

© ©′

④ ④

① 넙다리뼈머리선

⑥ ⑥′

⑤ ⑤

③ ③

궁둥뼈결절선

그림 4-37. 골반 선 긋기

ⓐ 넙다리뼈머리선(Femur Head Line)은 좌우 다리길이의 생리물리적 장단과 해부적 장단의 차이를 보는 것이다. 생리물리적 변위에서는 엉덩뼈의 AS변위와 IN변위는 넙다리뼈머리(Femur Head)의 위치를 정상 위치보다 높게 한다. 반대로 PI변위와 EX변위는 넙다리뼈머리의 위치를 정상 위치보다 낮게 한다.

ⓑ 좌(우)의 엉덩뼈능선과 궁둥뼈결절(Ischial Tuberosity)간의 길이(ⓑ, ⓑ′)로 PI변위, AS변위를 검사한다. 길이가 가 긴 쪽이 PI변위를 일으킨 것이며, 상대적으로 짧은 쪽이 AS변위를 일으킨 것이다.

ⓒ 좌(우)의 엉덩뼈 바깥쪽 끝선과 안쪽 끝선 간의 길이(ⓒ, ⓒ′)로 IN변위, EX변위를 검사한다. 넓이가 넓은 쪽이 IN 변위를 일으킨 것이며, 상대적으로 넓이가 좁은 쪽이 EX 변위를 일으킨 것이다.

⑥ 정중앙 엉치뼈능선 : 엉치뼈(대체적으로 Sacrum 2의 SP에 해당하는 부위)에 점을 찍고 거기에 수직선을 긋는다(그림 4-38).

⑦ 엉치뼈의 가쪽 끝에 수직선을 긋는다(좌우, ⑦, ⑦′).

⑧ 두덩결합선 : 두덩결합의 중심점에 표시를 하고 그 위치에서 수직선을 긋는다.

⑨ 엉치뼈선 : 엉치뼈 윗부분의 S점(가칭: 그림 4-38의 ⓢ점)에 좌우(ⓢ, ⓢ′)를 찍어 이

두 점을 연결하는 직선을 긋는다.

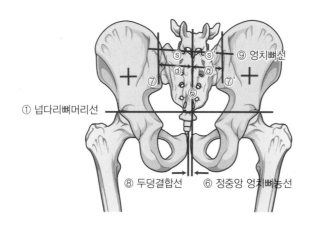

그림 4-38. 골반 선 긋기

ⓐ 정중앙 엉치뼈능선과 좌우의 엉치뼈 가쪽끝선의 길이(ⓓ, ⓓ´)로 엉치뼈의 P-L변위, P-R변위를 검사하는 데 도움을 준다.

ⓑ 정중앙 엉치뼈능선과 두덩결합선의 위치관계로 엉치뼈의 P-L변위, P-R 변위를 검사하는 데 도움을 준다. 정상이라면 두 선은 겹쳐진다. 즉, 정중앙 엉치뼈능선 위에 두덩결합의 중심점이 위치한다. 정중앙 엉치뼈능선(⑥)에 대해 이 중심이 외 방으로 변위되어 있는 쪽에 엉치뼈의 후방변위(PI-L, PI-R)가 있다.

ⓒ 엉치뼈선과 넙다리뼈머리선이 평행상태가 아니고 정중앙 엉치뼈능선을 중심으로 하여 좌우 길이가 다른 경우에는 짧은 쪽의 엉치뼈 외부가 내려가 있다는 것을 의미한다. 이 내려가 있는 쪽에 엉치뼈 후방변위가 생긴 것이므로 그 쪽을 PI-X(왼쪽 혹은 오른쪽)로 리스팅 한다.

INDEX.

INDEX. 찾아보기

참/고/문/헌

• 성기석외 옮김, 클리니컬 마사지개정 2판, 영문출판사, 2011.
• 스즈키세이쿄 저, 김성수 옮김, 카이로프랙틱 개론, 정담출판사, 2005.
• 윤성익 외 6명, 근골격 해부학, 군자출판사, 2006.
• 이형수 외 옮김, 기능해부학,E* PLBLIC, 2010.
• 장수경 외 옮긴이, Muscle and Sensory Testing(Third Edition), 근육 및 감각 검사(개정 3판), NANCY BERRYMAN REESE, 영문출판사.
• 정균외 4명, 근막치료, 한미의학, 2012.
• 정형의학연구 외 역자, 근막경선해부학 2판, 엘스비어코리아, 2011.
• 최병옥 외 옮김, Cynthia C. Norkin/D. Joyce White, 관절가동 측정법(개정 4판), Measurement of Joint Motion, A Guide to Goniometry, 영문출판사.
• 측정 및 평가, 편저자 : 이재학, 함용운, 장수경, 도서출판 대학서림.
• 함용운 외 12명 역자, 그림과 사진으로 배우는 근육학, 한솔의학 제 5판, 2012.
• Brodie DJ etal, Evaluation of low back pain by patient questionnaires and therapist assessment, J Orthop Sports Phys Thes 11:528, 1990.
• David J. Magee 저, Orthopedic Physical Assessment, 정형물리치료진단학, 대한정형물리치료학회 옮김, 현문사.
• David J. Magee 저, 대한정형도수치료학회 옮김, 정형도수치료 진단학, 현문사, 2010.
• Dr.Nikita A.Viznak , Physical Assessment, Professional Health Systems Inc, 2012.
• Dr.Nikita A.Viznak, Muscle Manual, Professional Health Systems Inc, 2000.
• Goodman CC and Snyder Tk, Differential diagnosis in physical therapy, Philadelphia, 1990, WB Saunders.
• Joseph E, Muscolino, Deep Tissue Massage Treatment, ELSEVIER, 2006.
• Meadows JT : Orthopedic differential diagnosis in physical therapy, a case study approach, p. 100, New York, 1999, McGraw Hill. Reproduced with permission of the McGraw-Hill Companies.
• Melzack R : The McGill pain questionnaire : Major properties and scoring methods, Pain 1: 280–281, 1975.
• National Physical Therapy Examination, Review & Study Guide(2012), O'Sullivan & Siegelman.
• Petty NJ and Moore AP : Neuromosculoskeletal examination and assessment : a handbook for therapists, p. 8, London, 1998, Churchill-Livingstone.
• Sandra Grace & Mark Deal, Testbook of Remedial Massage, ELSEVIER, 2012.
• Stith JS, Sahrmann SA, et al: Curriculum to prepare diagnosticians in physical therapy, J Phys Ther Educ 9:50, 1995.